新版

からだに優しい
味わいレシピ

三宅妙子 編著

大学教育出版

はじめに

　2006年発刊の『からだに優しい味わいレシピ』は、ソフト食を中心に構成し、摂食・嚥下機能低下（かみにくい、飲み込みにくい）により、食べたくても食べられない方々に、少しの工夫でおいしく食べられる料理を楽しんでいただきたいと、まとめたものでした。

　そして、中高年や管理栄養士を対象としたヘルシークッキング教室でのテキストとして、また、調理学を学ぶ学生の参考図書として、ご利用いただいております。

　ソフト食は、まず食欲を起こさせるために外観を美しく、次に口から食べる喜びを実感できる食事形態です。

　　ソフト食の定義
　　① しっかりとした形状で、外観は普通食と変わりない
　　② 歯茎でもつぶれるほど軟らかい
　　③ 口に取り込みやすい
　　④ 咀嚼しやすい
　　⑤ まとまりやすい、または、すでに食塊になっている
　　⑥ 飲み込みやすい
　　⑦ 嚥下ピラミッドのL4相当

と提唱されています。

　私たちの体調は環境因子や心理的因子によって変化しやすいものです。長寿現役で過ごすためには、咀嚼・嚥下能力と体力の維持は欠かせません。

　日本人の食生活は恵まれている反面、栄養バランスからすると、常にカルシウムや食物繊維の摂取不足を指摘され、さらに鉄などの微量栄養素不足も問題となっています。

　このたび、新作料理を含めて、各料理の物性値および嚥下レベルも表示した料理集『新版 からだに優しい味わいレシピ』を発刊することになりました。旧版同様、写真は見て楽しんでいただくためにすべてカラーに、材料は普段手に入る食材を中心に、作り方はできるだけ平易な文章と簡単な調理方法にしています。

　また料理1人分の栄養価は、香川式四群点数法によるものを各ページに、詳細な数値を主食、汁物、主菜、副菜、デザート、それぞれパートの初めに掲載しています。

はじめに

　なお、栄養のバランスを考えた健康的な食事の整え方としては、毎食時に4つの器（主食、汁物、主菜、副菜）、または汁物の代わりにデザート、果物、乳製品などが並ぶ献立の整え方をお勧めしています。もちろん、料理の盛り付け方の違い、たとえば盛り合わせ形式、鍋物、カレーライスや丼物などは、1つの器で2つ分以上の器数と数える場合もありますが、毎食時に4つ以上の器が、季節感、調理や味付け方法、彩りに配慮して食卓に並べるように心がけることで、味のバランスと共に栄養のバランスも期待できます。

　最後に、執筆に当たりましては十分に注意を払ったつもりですが、それでもなお不備な点が多々あると思いますので、皆様方のご教示をお願いする次第です。

　平成22年7月10日

編集責任者　　三宅　妙子

新版 からだに優しい味わいレシピ

目　次

目 次

はじめに………………………………………………………………………… i

1 主食

各料理の1人分あたりの栄養成分値 …………………………………………… 2

（1）米料理 ……………………………………………………………………… 4
- お麩の玉子丼　4
- かぼちゃご飯　5
- カラフルおじや　6
- 変わりのり巻き　7
- きのこご飯　9
- 切り干し大根のそばめし風　10
- 切り干し大根のピラフ　11
- 五穀米ととろとろ卵のあんかけ丼　12
- 五目雑炊　13
- 里芋の炊き込みご飯　14
- ながいもソースのドリア　15
- ひじきご飯　17
- ひじきのちらし寿司　18
- 福ご飯　20

（2）麺料理他 ………………………………………………………………… 21
- 具だくさんビーフン　21
- けんちん風にゅうめん　23
- ジャージャー麺　25
- 巣ごもりそば　27
- トロトロ麺　29
- ふんわりお好み焼き　30
- 和風ミートソーススパゲッティ　31

2 汁物

各料理の1人分あたりの栄養成分値 …………………………………………… 34

- 切り干し大根のスープ　36
- くずし豆腐のスープ　37
- 小松菜のポタージュ　38
- 魚と豆腐のすり流し汁　39

- 里芋のポタージュ　　40
- じゃがいものポタージュ　　41
- 大豆と野菜のスープ　　42
- ハムのトロトロスープ　　43
- れんこんのポタージュ　　44
- ワンタンスープ　　45

3　主菜

各料理の1人分あたりの栄養成分値 …… 48

（1）卵料理 …… 50
- お麩オムレツ　　50
- 卵コロッケ　　51
- 茶碗蒸しのえびあんかけ　　53

（2）魚料理 …… 55
- いかのごまたっぷり焼き　　55
- えびソフトつくね　　56
- かにバーグのきのこあんかけ　　58
- 簡単しゅうまい　　60
- 魚のおろし煮　　61
- さばの揚げ煮　　62
- さわらの香り揚げ　　63
- さわらの酢豚風　　64
- はんぺんの卵とじ　　66
- 蒸し魚のみじん切り野菜ソースかけ　　67

（3）肉料理 …… 68
- 鶏つくねのみそだれかけ　　68
- 鶏のソフトだんご　　69
- 花しゅうまい　　70
- 豚肉とひじきの炒め煮　　72
- ミートローフ風　　73
- やわらか煮込みハンバーグ　　75
- やわらか水餃子　　77
- 和風ハンバーグ　　78

目 次

（4）豆腐料理他 ……………………………………………………………… 80
　　・かぼちゃがんも　　80
　　・高野豆腐のそぼろ煮　　82
　　・白和え　　83
　　・豆乳グラタン　　84
　　・豆腐のお焼き　　85
　　・豆腐の重ね蒸し　　87
　　・吹き寄せまんじゅう　　88
　　・和風豆腐グラタン　　90

4　副　菜

各料理の1人分あたりの栄養成分値 ……………………………………… 92

（1）和え物・酢の物 ………………………………………………………… 94
　　・おからポテトサラダ　　94
　　・オクラとながいもののり和え　　96
　　・お麩の酢味噌和え　　97
　　・かぼちゃの黄身酢和え　　98
　　・キャベツの黄身酢和え　　99
　　・キャベツのごま酢和え　　100
　　・切り干し大根のごま酢和え　　101
　　・小松菜のふわふわ和え　　102
　　・さっぱりかぼちゃ　　103
　　・とうがんの酢味噌和え　　104
　　・白菜なます　～冬バージョン～　　105
　　・ひじきとたたきれんこんの梅和え　　106
　　・浸しなす　　107
　　・ほうれんそうとたたきながいもの酢の物　　108
　　・みぞれ和え　　109

（2）煮　物 ………………………………………………………………… 110
　　・さといも団子のあんかけ　　110
　　・大根と平天のやわらか煮　　112
　　・ながいものあっさり煮　　113
　　・白菜とかにかまのトロミ煮　　114

（3）炒め煮・炒め物 ……………………………………………………… 115
　　・炒めなます　　115

・大根マーボー　116
・なすの炒め煮　117
・人参とたけのこのさっぱり炒め　118
・ピーマンとくずきりの炒め煮　119

（4）蒸し物……………………………………………………………………120
　・おから団子　120
　・かぼちゃの茶碗蒸し　121
　・里芋シューマイ　122

（5）揚げ煮・揚げ物…………………………………………………………123
　・揚げなすのみどり和え　123
　・さといもコロッケ　124
　・ひじきとえびのコロッケ　125
　・れんこん団子　127
　・れんこんのつくね揚げ　128
　・れんこんまんじゅう　129

（6）焼き物……………………………………………………………………130
　・かぼちゃのお焼き　130
　・焼きなす　131

5　デザート

各料理の1人分あたりの栄養成分値……………………………………………134

（1）寄せ物……………………………………………………………………136
　・赤いんげん豆のゼリー　136
　・オレンジミルクゼリー　137
　・かぼちゃババロア　138
　・かぼちゃプリン　139
　・さといもプリン　140
　・豆乳抹茶寒天ゼリー　141
　・抹茶くず団子　142
　・抹茶ミルクプリン　143
　・水ようかん　144
　・もっちりホワイトプリン　145

目次

（2）その他 …………………………………………………………………… 146
　　・おからのマーブルケーキ　　146
　　・かぼちゃ入りカップケーキ　　147
　　・さといものココアケーキ　　148
　　・バナナケーキ　　149
　　・抹茶蒸しケーキ　　150

物性値および嚥下レベル一覧 …………………………………………………… 151

1 主 食

主食は、エネルギー源として重要な食べ物です。

米料理や麺料理は、
日本人の食生活には欠かせません。
少し手を加えるだけで、咀嚼・嚥下しやすいように工夫しています。

さらに、エネルギーとともにたんぱく質、食物繊維、
そして日本人に不足しがちなカルシウムも摂取できるように
アレンジしています。

1 主食

各料理の1人分あたりの栄養成分値

ページ	献立名	エネルギー (kcal)	たんぱく質 (g)	脂質 (g)	炭水化物 (g)	ナトリウム (mg)	カリウム (mg)	カルシウム (mg)	マグネシウム (mg)	リン (mg)	鉄 (mg)	亜鉛 (mg)	銅 (mg)	マンガン (mg)
4	お麩の玉子丼	243	8.3	3.7	42.5	481	231	33	24	130	1.2	1.2	0.16	0.47
5	かぼちゃご飯	294	6.2	4.0	57.2	372	315	53	29	117	0.7	1.2	0.17	0.55
6	カラフルおじや	257	5.7	3.1	49.7	307	197	89	19	115	0.3	1.1	0.14	0.45
7	変わりのり巻き	311	12.6	3.8	55.0	742	282	56	37	139	1.5	1.3	0.18	0.53
9	きのこご飯	235	4.5	0.7	50.0	568	170	7	19	84	0.6	1.0	0.15	0.52
10	切り干し大根のそばめし風	242	3.6	3.5	47.3	344	264	42	25	65	1.1	0.9	0.15	0.48
11	切り干し大根のピラフ	278	5.8	3.9	53.7	382	298	67	27	112	0.9	1.1	0.16	0.54
12	五穀米ととろとろ卵のあんかけ丼	281	7.5	4.8	50.1	269	140	60	30	126	1.3	1.4	0.23	0.52
13	五目雑炊	175	3.9	2.0	34.9	688	132	24	20	60	0.5	0.7	0.11	0.38
14	里芋の炊き込みご飯	262	5.4	0.7	56.3	528	364	28	33	106	0.9	1.1	0.18	0.65
15	ながいもソースのドリア	195	4.6	6.0	30.4	287	253	15	20	64	0.6	0.6	0.12	0.29
17	ひじきご飯	273	5.6	3.2	50.8	522	133	41	31	86	1.2	1.1	0.16	0.62
18	ひじきのちらし寿司	279	8.2	6.8	44.6	464	257	30	33	107	1.3	1.0	0.14	0.44
20	福ご飯	282	8.0	2.6	51.9	565	126	36	36	117	1.3	1.2	0.23	0.74
21	具だくさんビーフン	168	3.8	2.4	32.9	460	174	16	16	52	0.5	0.4	0.06	0.23
23	けんちん風にゅうめん	123	3.6	2.8	18.9	500	247	38	24	65	0.5	0.5	0.10	0.26
25	ジャージャー麺	212	13.2	5.1	27.1	1275	247	31	31	147	1.2	0.8	0.12	0.15
27	巣ごもりそば	136	4.8	3.8	19.6	585	173	19	28	84	1.0	0.6	0.10	0.24
29	トロトロ麺	149	4.5	0.5	29.9	1084	255	25	24	52	0.5	0.4	0.09	0.20
30	ふんわりお好み焼き	176	8.8	7.0	17.9	291	272	66	25	112	0.9	0.8	0.10	0.27
31	和風ミートソーススパゲッティ	188	6.4	7.5	22.6	799	230	17	16	71	0.6	0.7	0.08	0.15

| ビタミン ||||||||||| コレステロール | 食物繊維総量 | 食塩相当量 |
| A レチノール当量 | D | α トコフェロール | K | B₁ | B₂ | ナイアシン | B₆ | B₁₂ | 葉酸 | パントテン酸 | C | | | |
μg	μg	mg	μg	mg	mg	mg	mg	μg	μg	mg	mg	mg	g	g
126	0.9	0.5	7	0.09	0.18	1.3	0.18	0.3	38	1.02	6	126	1.8	1.2
242	0.4	2.2	9	0.10	0.14	1.7	0.20	0.1	34	1.00	30	9	2.3	0.9
110	0.2	0.2	11	0.06	0.13	0.4	0.07	0.2	21	0.76	4	8	0.9	0.8
196	0.7	1.0	51	0.09	0.20	1.2	0.13	1.2	82	0.85	9	111	1.5	1.6
68	0.4	0.1	0	0.09	0.05	2.1	0.10	0.0	16	0.62	2	0	1.3	1.2
42	0.0	0.5	7	0.07	0.03	0.9	0.10	0.0	16	0.47	2	0	1.8	0.9
88	0.5	0.4	2	0.09	0.11	1.4	0.14	0.1	25	0.88	16	9	2.1	1.0
46	0.5	0.4	12	0.08	0.14	1.0	0.13	0.2	32	0.79	2	105	2.0	0.7
159	0.3	0.2	7	0.04	0.05	0.7	0.05	0.0	17	0.44	1	0	1.5	1.4
79	0.3	0.3	2	0.10	0.07	2.7	0.15	0.4	26	0.77	2	0	2.3	1.2
89	0.5	1.3	11	0.08	0.05	1.8	0.13	0.2	19	0.57	4	5	1.4	0.7
154	0.0	0.4	11	0.06	0.03	0.9	0.10	0.0	17	0.46	2	0	0.9	1.2
65	0.9	0.8	7	0.09	0.08	4.1	0.17	0.7	19	0.54	2	29	1.1	1.0
11	0.0	0.5	6	0.06	0.03	0.9	0.10	0.0	21	0.48	1	0	2.1	1.2
83	0.3	0.7	6	0.05	0.08	0.9	0.10	0.0	28	0.36	24	0	2.0	1.2
63	0.0	0.3	4	0.06	0.03	1.4	0.08	0.3	22	0.28	3	0	1.7	1.2
30	1.6	0.7	9	0.05	0.12	4.6	0.17	0.6	21	0.61	2	78	1.5	1.6
93	0.3	0.5	8	0.11	0.11	0.8	0.09	0.5	21	0.47	2	47	1.1	1.1
161	0.0	0.4	7	0.07	0.04	0.7	0.07	0.0	22	0.52	3	0	1.8	1.7
21	0.4	1.0	38	0.22	0.11	1.5	0.14	0.2	39	0.58	15	61	1.3	0.7
109	0.0	1.4	11	0.17	0.06	1.7	0.14	0.1	16	0.49	8	15	1.3	1.0

1 主食

(1) 米料理

お麩(ふ)の玉子丼

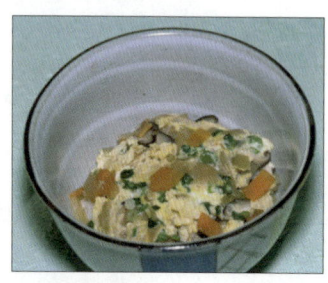

ア ドバイス

肉の代わりにお麩を使うことで、たんぱく質を確保し、喉ごしもよくなります。

作り方

① 米はまとめて定法どおりに洗い、炊飯器に水と共に入れて30分浸漬後、炊飯開始。
② 麩は縦半分に、たまねぎ、にんじん、しいたけは、1cm×2cmの短冊切りにする。
③ 葉ねぎは、小口切りにして水にさらす。
④ 卵はやや大きめのボールに割り入れ、泡立てないように溶きほぐす。
⑤ 鍋にだし汁、たまねぎ、にんじんを入れ、弱火で軟らかくなるまで煮る。
⑥ ⑤にa、しいたけ、麩を加えて弱火で加熱する。火が通ったら中火にして④を回し入れ、ねぎを全体に散らすように入れて蓋をして火を止める。
⑦ 器に①を盛り、⑥をかけて供す。

香川式四群点数法による栄養価 《3.02点　242kcal/人分》

材料名	使用量 g・ml	塩分 g	1群	3群 野菜類	4群 穀類	4群 砂糖他
うるち米	35				1.59	
もち米	5				0.23	
水（米重量の約2.2倍）	90					
麩	3				0.14	
たまねぎ	40			0.18		
にんじん	10			0.05		
生しいたけ	15			0.03		
葉ねぎ	3			0.01		
鶏卵	30		0.55			
だし汁（いりこだし2.5%）	100					
a うすくちしょうゆ	5	0.72				0.03
上白糖	2.5					0.12
本みりん	4					0.09
塩	0.3	0.30				
	小計	1.02	0.55	0.27	1.96	0.24

1 主食

(1) 米料理

かぼちゃご飯

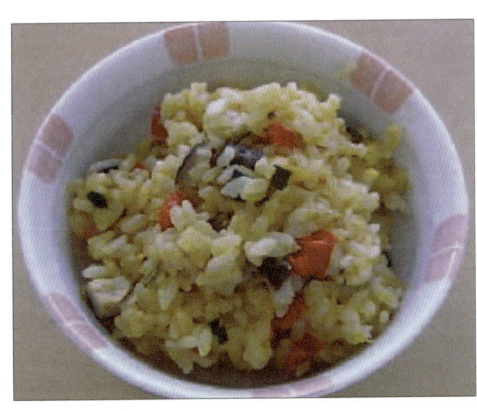

作り方

① 米はまとめて定法どおりに洗い、炊飯器に水、牛乳と共に入れて30分浸漬する。

② 干ししいたけは、水で戻して1cm角に切る。パプリカも1cm角に切り、水にさらした後、温湯で茹でる。

③ かぼちゃは種とわたと皮（但し、皮は一緒に炊く）を除き、1.5cm角に切る。

④ ①に②、③とa、ベイリーフを加えて混ぜ合わせた後、定法どおりに炊く。炊き上がったら、ベイリーフとかぼちゃの皮を取り出し、皮は3mm角に切って、ご飯に混ぜて器に盛る。

アドバイス

牛乳を加えることでまろやかに仕上げました。また固形コンソメ、ベイリーフを加えることで、洋風の味付けとなっています。

香川式四群点数法による栄養価《3.71点　297kcal/人分》

材料名	使用量 g・ml	塩分 g	1群	3群 野菜類	4群 穀類	4群 油脂類	4群 砂糖他
うるち米	40				1.82		
もち米	20				0.91		
水	60						
牛乳	40		0.33				
干ししいたけ	2			0.04			
パプリカ（赤）	10			0.04			
かぼちゃ	30			0.33			
a 固形コンソメ	2	0.86					0.06
有塩バター	2	0.04				0.18	
ベイリーフ	1/5枚						
小計		0.90	0.33	0.41	2.73	0.18	0.06

1　主食

(1) 米料理　　カラフルおじや

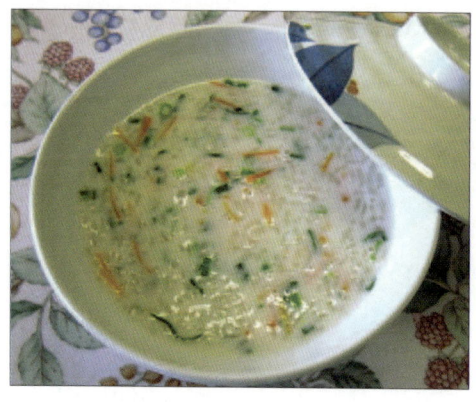

作り方

① にんじんはみじん切りに、葉ねぎは小口切りにして水にさらす。
② 鍋ににんじんとaを入れ、蓋をして中火で煮立たせる。
③ ②に白飯を加え、軽くほぐしてから蓋をして中火で2分加熱後、牛乳を加えて軽く混ぜ蓋をして弱火で2分加熱する。
④ ③の火を止め、葉ねぎを加えて軽く混ぜ、器に盛る。

㋐ドバイス

カルシウム補給のために、だし汁に牛乳を混ぜて炊いたおじやです。葉ねぎとうすくちしょうゆを加えることで、牛乳の臭みを和らげました。

香川式四群点数法による栄養価《3.09点　247kcal/人分》

材料名	使用量 g・ml	塩分 g	1群	3群 野菜類	4群 穀類	4群 砂糖他
白飯	120				2.40	
にんじん	10			0.05		
葉ねぎ	10			0.04		
a だし汁	120					
うすくちしょうゆ	2.5	0.40				0.02
塩	0.3	0.30				
普通牛乳	70		0.58			
	小計	0.70	0.58	0.09	2.40	0.02

1　主食

(1) 米料理　　変わりのり巻き

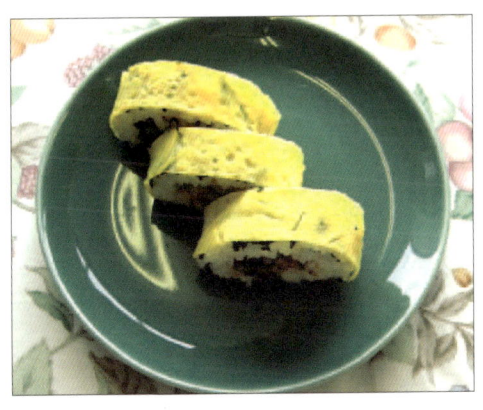

アドバイス
米は、1.8倍の量の水と水の約3％のゼラチンパウダーを加えて炊くと嚥下しやすくなります。食べやすいように、きざみのりを使用し、具はみじん切りにしています。

作り方

① 米は定法どおりに洗い、炊飯器に水とこんぶと共に入れ、30分浸漬後ゼラチンを加えてよくかき混ぜてから炊き始める。
② 鍋にaを入れて弱火で加熱し、砂糖と塩が煮溶けたら冷まし、①が熱いうちにこんぶを取り出し、aを混ぜてすし飯を作る。
③ 卵はやや大きめのボールに割り入れ、泡立てないように溶きほぐし、bを加えて混ぜ合わせ、熱した卵焼き器に油を入れてなじませ、これを流し入れて薄焼き卵を作る。
④ にんじんと生しいたけはみじん切りにし、鍋にcと共に入れて中火で煮含める。
⑤ ほうれんそうは、沸騰湯で茹でた後みじん切りにして水気を十分切り、dに浸けて味を含ませる。
⑥ かにかまは4つに裂き、温湯にさっと通す。
⑦ 巻きすの上にラップを敷き、その上に薄焼き卵を置き、向こう側2～3cmを残してきざみのりとすし飯を順に重ねる。
⑧ ⑦の中心より少し手前に④～⑥と桜でんぶを重ね、のり巻きの要領で巻く。
⑨ ⑧を3切/人に切り、器に盛る。

（注）この変わりのり巻きは、2人分を1本としてまとめて作ると作りやすいです。

1　主食

香川式四群点数法による栄養価 《3.93点　314kcal／人分》

材料名	使用量 g・ml	塩分 g	1群	2群	3群 野菜類 海藻類	4群 穀類	4群 油脂類	4群 砂糖他
うるち米	50					2.27		
水（米重量の1.8倍）	90							
こんぶ	0.5				−			
粉ゼラチン	3			0.13				
a 米酢	8							0.05
上白糖	5							0.24
塩	0.3	0.30						
鶏卵	25		0.45					
b 塩	0.1	0.10						
上白糖	1.5							0.07
片栗粉	2.5					0.10		
水	5							
調合油	0.5						0.06	
にんじん	10				0.05			
生しいたけ	2.5				0.01			
c 上白糖	2							0.10
うすくちしょうゆ	3	0.48						0.02
本みりん	1							0.03
だし汁	20				−			
ほうれんそう	15				0.04			
d だし汁	2.5				−			
うすくちしょうゆ	1.5	0.24						0.01
かに風味かまぼこ	15	0.33		0.17				
きざみのり	1.5	0.02			0.04			
桜でんぶ	2.5	0.10		0.09				
小計		1.57	0.45	0.39	0.14	2.37	0.06	0.52

8

1　主食

(1) 米料理　きのこご飯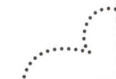

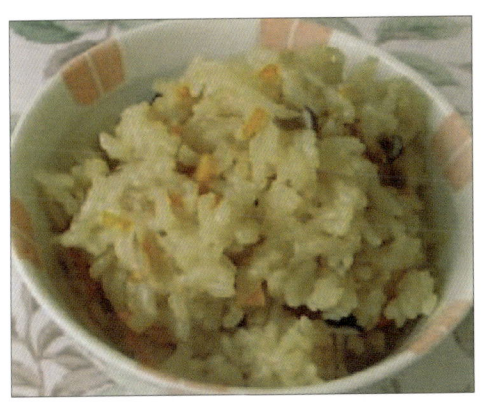

作り方

① 米はまとめて定法どおりに洗い、炊飯器に水とこんぶと共に入れて30分浸漬する。
② しめじはみじん切りに、にんじんは長さ1.5cmの線切りにする。
③ ①に②とaを加えて混ぜ合わせた後、定法どおりに炊いてこんぶを取り出し、器に盛る。

アドバイス
うるち米ともち米を7：3の割合で炊くと口の中でまとまりやすく、飲み込みやすくなります。

香川式四群点数法による栄養価 《3.00点　240kcal/人分》

材料名	使用量 g・ml	塩分 g	3群 野菜類 海藻類	4群 穀類	4群 砂糖他
うるち米	42			1.91	
もち米	18			0.82	
水（米重量の2.3倍）	140				
こんぶ	1		−		
ぶなしめじ	20		0.05		
にんじん	10		0.05		
a　塩	0.6	0.60			
うすくちしょうゆ	4	0.64			0.03
合成清酒	4				0.05
本みりん	3				0.09
小計		1.24	0.10	2.73	0.17

1 主食

(1) 米料理　切り干し大根のそばめし風

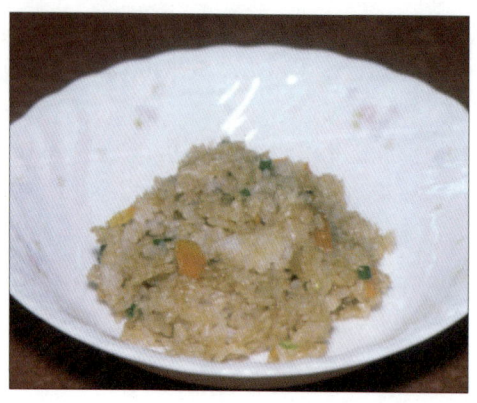

ア ドバイス

そばの代わりに食物繊維の多い切り干し大根を使用しました。

作り方

① 米はまとめて定法どおりに洗い、炊飯器に水と共に入れて30分浸漬後、炊き始める。
② 切り干し大根は水に2時間浸漬後、軟らかくなるまで水から茹で、長さ1cmに切ってから水気を十分切る。
③ たまねぎとにんじんは1cm×2cmの短冊切りにし、軟らかくなるまで水から茹でる。
④ 葉ねぎは、小口切りにして水にさらす。
⑤ 温めたフライパンに油を入れてなじませ、②と③を入れて弱火で油がなじむまで炒める。
⑥ ⑤に①のご飯を加えて混ぜ、aで味を調え、葉ねぎを散らして器に盛る。

香川式四群点数法による栄養価《3.05点　244kcal/人分》

材料名	使用量 g・ml	塩分 g	3群 野菜類	4群 穀類	4群 油脂類	4群 砂糖他
うるち米	40			1.82		
もち米	10			0.45		
水（米重量の2倍）	100					
切り干し大根	5		0.17			
たまねぎ	10		0.05			
にんじん	5		0.02			
葉ねぎ	2		0.01			
調合油	3				0.33	
a　お好みソース*	10	0.51				0.16
ウスターソース	3	0.24				0.04
小計		0.75	0.25	2.27	0.33	0.20

＊オタフクお好みソース使用

（1）米料理　切り干し大根のピラフ

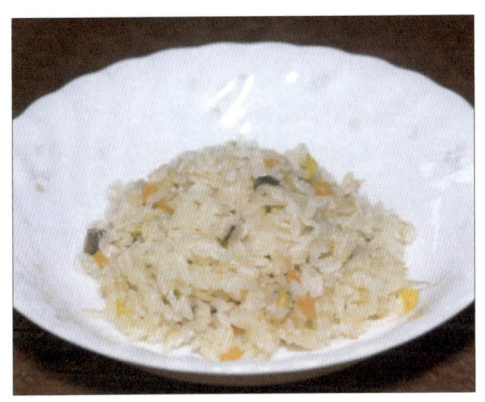

作り方

① 米はまとめて定法どおりに洗い、ザルにとって水気を十分切る。
② 切り干し大根は水に2時間浸漬後、軟らかくなるまで水から茹で、長さ1cmに切ってから水気を十分切る。
③ 干ししいたけは、水で戻して0.5cm角に切る。パプリカとにんじんも、0.5cm角に切る。
④ 温めた鍋にバターを入れてなじませ、②、①の順に加え、バターが全体になじむまで弱火で加熱する。
⑤ ④を炊飯器に移し、水、牛乳、③、コンソメを加えて混ぜ合わせた後、定法どおりに炊いて器に盛る。

ア ドバイス
牛乳を入れて炊くことで、まろやかな口当たりに仕上がります。

香川式四群点数法による栄養価《3.51点　281kcal/人分》

材料名	使用量 g・ml	塩分 g	1群	3群 野菜類	4群 穀類	4群 油脂類	4群 砂糖他
うるち米	40				1.82		
もち米	20				0.91		
切り干し大根	3			0.10			
有塩バター	2	0.04				0.18	
水	70						
普通牛乳	40		0.33				
干ししいたけ	2			0.04			
パプリカ（黄）	10			0.02			
にんじん	8			0.05			
顆粒コンソメ	2	0.86					0.06
小計		0.90	0.33	0.21	2.73	0.18	0.06

1　主食

(1) 米料理　五穀米ととろとろ卵のあんかけ丼

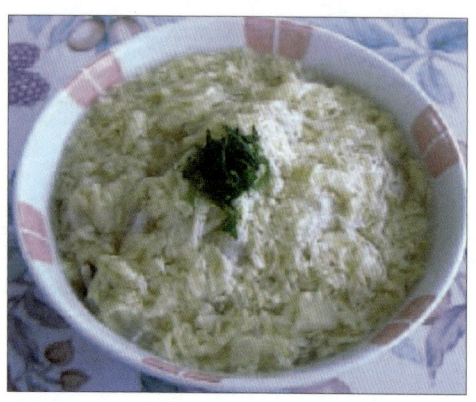

ⓐドバイス
卵をあんかけ風に調理したので、喉ごしよく食べられます。

作り方

① 米はまとめて定法どおりに洗い、炊飯器に五穀米と水と共に入れて30分浸漬後、炊き始める。
② 根深ねぎはみじん切り、しそは細い線切りにして、いずれも水にさらす。卵はやや大きめのボールに割り入れ、泡立てないように溶きほぐす。
③ 鍋にaを入れて中火で微沸騰するまで加熱し、bを回し入れてとろみを付ける。ここに②の卵液を穴じゃくしを通しながら鍋全体に流し入れる。
④ ①が炊きあがったら、②の根深ねぎとすりごまを混ぜ込む。
⑤ 器に④を盛って③をかけ、②のしそを天盛りにして供す。

香川式四群点数法による栄養価《3.52点　282kcal／人分》

材料名	使用量 g・ml	塩分 g	1群	3群 野菜類	4群 穀類	4群 砂糖他
五穀米	10				0.42	
うるち米	40				1.82	
もち米	10				0.45	
水（米重量の2.5倍）	150					
根深ねぎ	15			0.05		
すりごま（白）	3					0.23
しそ・葉	1			−		
鶏卵	25		0.45			
a 水	100					
塩	0.25	0.25				
顆粒コンソメ	0.8	0.35				0.02
こしょう	0.01					−
b 片栗粉	2				0.08	
水	4					
	小計	0.60	0.45	0.05	2.77	0.25

1 主食

(1) 米料理　　五目雑炊

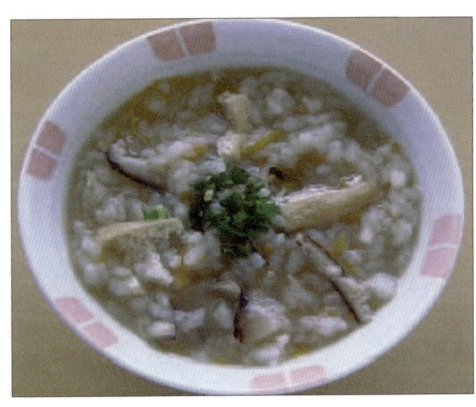

作り方

① にんじんは長さ2cmの線切りにし、軟らかくなるまで水から中火で茹でる。
② 干ししいたけは水で戻し、長さ2cmの薄切りにして再び戻し汁に浸ける（この戻し汁は、だし汁として使用）。油あげは熱湯をかけて油抜きし、長さ2cmの線切りにする。
③ こねぎは小口切りにし、水にさらす。
④ 鍋にaを入れ、①と②と白飯を加えて中火で加熱する。
⑤ ④が煮立ったら器に盛り、③を散らして供す。

⑦ドバイス

かつおのだし汁に、しいたけの戻し汁も加えて、こくと風味をアップ！ 食欲がない時に、お勧めの一品です。

香川式四群点数法による栄養価 《2.10点　168kcal/人分》

材料名	使用量 g・ml	塩分 g	2群	3群 野菜類	4群 穀類	4群 砂糖他
白飯	80				1.60	
にんじん	10			0.05		
干ししいたけ	2			0.04		
油あげ	5		0.24			
こねぎ	3			0.01		
a　だし汁（かつおだし）	120			−		
しいたけの戻し汁	15			−		
うすくちしょうゆ	9	1.44				0.06
上白糖	2					0.10
	小計	1.44	0.24	0.10	1.60	0.16

1 主食

(1) 米料理　里芋の炊き込みご飯

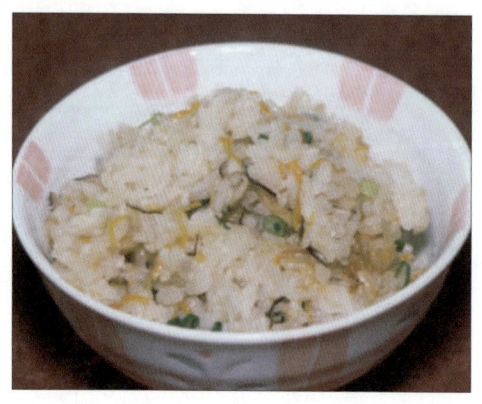

作り方

① 米はまとめて定法どおりに洗い、炊飯器にだし汁と共に加えて30分浸漬する。
② 鍋にさといもとさといもがかぶるくらいの水を入れ、竹串がすっと抵抗なく通るようになるまで中火で約10分茹で、4等分した後、いちょう切りにする。
③ 切り干し大根は水に2時間浸漬後、軟らかくなるまで水から茹で、長さ1cmに切ってから水気を十分切る。干ししいたけは水で戻して長さ1cmの線切りに、にんじんは長さ1.5cmの線切りにする。
④ 葉ねぎは、小口切りにして水にさらす。
⑤ ①に②、③、aを加えて混ぜ合わせた後、定法どおりに炊き、葉ねぎを加えて混ぜて器に盛る。

㋐ドバイス

切り干し大根も加えた、炊き込みご飯です。里芋の粘りに、うるち米ともち米がマッチした喉ごしのよいご飯です。

香川式四群点数法による栄養価《3.35点　268kcal/人分》

材料名	使用量 g・ml	塩分 g	3群 野菜類	3群 芋類	4群 穀類	4群 砂糖他
うるち米	55				2.50	
もち米	5				0.23	
だし汁（米重量の約2.3倍）	140					
さといも（冷凍）	20			0.14		
切り干し大根	2		0.17			
干ししいたけ	2		0.04			
にんじん	10		0.05			
葉ねぎ	2		0.01			
a　塩	0.2	0.20				
うすくちしょうゆ	5	0.80				0.03
合成清酒	3					0.04
本みりん	5					0.14
小計		1.00	0.27	0.14	2.73	0.21

（1）米料理　ながいもソースのドリア

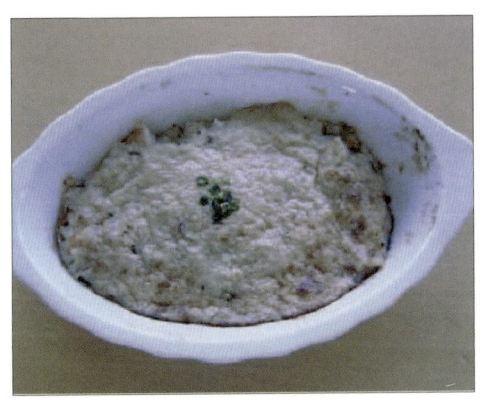

㋐ドバイス

彩りとしてにんじんを、甘味を出すために炒めたたまねぎを、のど越しをよくするためにうるち米：もち米を２：１に、水は米重量の2.3倍としました。

作り方

① 米はまとめて定法どおりに洗い、炊飯器に水と共に入れて30分浸漬後、炊飯開始。
② オーブンは、240℃に加熱しておく。
③ 干ししいたけは、水で戻してみじん切りにする。にんじんはみじん切りにし、軟らかくなるまで水から中火で茹でる。
④ たまねぎは、みじん切りにする。温めたフライパンに油を入れてなじませ、たまねぎを入れて弱火で焦がさないように半透明になるまで炒めて冷ます。
⑤ 葉ねぎは、小口切りにして水にさらす。シーチキンは、水気を十分切る。
⑥ ながいもはすりおろし、bを加えて混ぜ合わせる。
⑦ ボールに①、③、④、シーチキンと葉ねぎの3/4量、cを入れて混ぜ合わせる。
⑧ 耐熱陶器に⑦を盛って⑥をかけ、残りの葉ねぎを散らし、オーブンに入れて約10分焼いて供す。

1　主食

香川式四群点数法による栄養価 《2.44点　195kcal/人分》

材料名	使用量 g・ml	塩分 g	2群	3群 野菜類	3群 芋類	4群 穀類	4群 油脂類	4群 砂糖他
うるち米	20					0.91		
もち米	10					0.45		
水	70							
干ししいたけ	1.2			0.03				
にんじん	5			0.02				
a ｛たまねぎ	12			0.05				
調合油	2						0.22	
葉ねぎ	4.5			0.02				
シーチキン（油漬け）	7	0.06	0.23					
ながいも	30				0.25			
b ｛うすくちしょうゆ	2.5	0.40						0.02
マヨネーズ	2.5	0.05					0.23	
c ｛こいくちしょうゆ	1.5	0.22						0.01
こしょう	0.01							−
	小計	0.73	0.23	0.12	0.25	1.36	0.45	0.03

1 主食

(1) 米料理

ひじきご飯

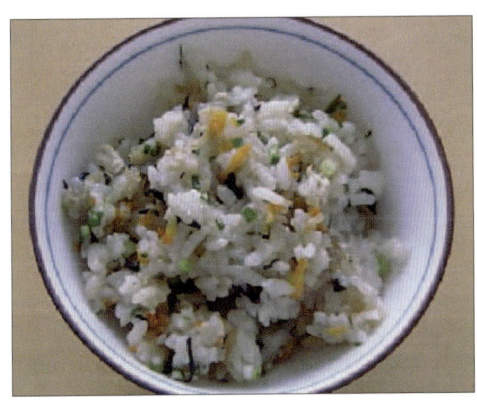

作り方

① 米はまとめて定法どおりに洗い、炊飯器に水と共に入れて30分浸漬する。
② 干しひじきは水で戻して長さ1.5cmに、にんじんと油揚げは長さ1.5cmのせん切りにする。
③ 葉ねぎは、小口切りにして水にさらす。
④ ①に②とaを加えて混ぜ合わせた後、定法どおりに炊き、葉ねぎを加えて混ぜて器に盛る。

⑦ドバイス

ひじきに、にんじんと葉ねぎを加えて彩りアップ、みりんを加えてこくと甘味を出しました。

香川式四群点数法による栄養価 《3.45点　276kcal/人分》

材料名	使用量 g・ml	塩分 g	2群	3群 野菜類 海藻類	4群 穀類	4群 砂糖他
うるち米	40				1.82	
もち米	20				0.91	
水（米重量の2.3倍）	140					
ひじき（乾）	0.5			0.01		
にんじん	10			0.05		
油揚げ	8		0.38			
葉ねぎ	3			0.01		
a　塩	0.4	0.40				
うすくちしょうゆ	5	0.80				0.03
合成清酒	7.5					0.10
本みりん	5					0.14
小計		1.20	0.38	0.07	2.73	0.27

17

1　主食

(1) 米料理　　ひじきのちらし寿司

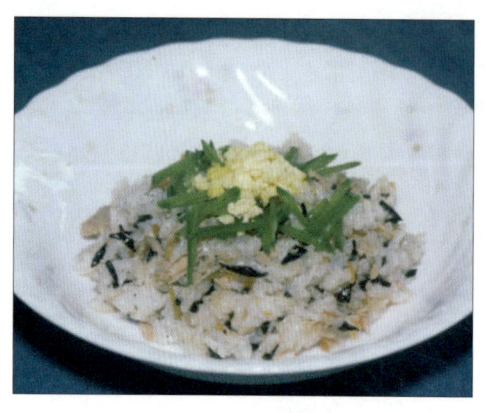

ア ドバイス
シーチキンを醤油で和えて独特の臭みを消しています。

作り方

① 米は定法どおりに洗い、炊飯器に水とこんぶと共に入れて30分浸漬後、炊き始める。
② ひじきは水で戻して長さ1cmに、にんじんは長さ1.5cmの線切りにし、それぞれ軟らかくなるまで水から中火で茹でて水気を切る。
③ 鍋に②とaを入れ、煮汁がなくなるまで弱火で煮含める。bはボールに入れて混ぜておく。
④ 卵はやや大きめのボールに割り入れて溶きほぐす。熱したフライパンに油を入れてなじませ、泡立て器を使っていり卵にする。さやえんどうは筋を除き、長さ1.5cmの斜め細切りにし、沸騰湯で軟らかくなるまで茹でる。
⑤ ①が炊き上がったらこんぶを取り出し、ボールに移す。①が熱いうちにcを均一にふりかけ、余分な水分を蒸発させてつやを出すために、うちわで強くあおぎながら木杓子で切るように混ぜる。
⑥ ⑤に③を混ぜ込んで器に盛り、上置き具として④のいり卵とさやえんどうを飾る。

香川式四群点数法による栄養価 《3.52点　282kcal/人分》

材料名	使用量 g・ml	塩分 g	1,2群	3群 野菜類 海藻類	4群 穀類	4群 油脂類	4群 砂糖他
うるち米	50				2.27		
水（米重量の2.0倍）	100						
こんぶ	1			−			
ひじき（乾）	0.8			0.01			
にんじん	7			0.03			
a ┌ だし汁	30			−			
├ こいくちしょうゆ	2	0.29					0.02
├ 上白糖	1						0.05
└ 酒	1						0.01
b ┌ シーチキン（油漬け）	20	0.13	0.66				
└ うすくちしょうゆ	3.5	0.56					0.02
鶏卵	5		0.18				
調合油	1					0.11	
さやえんどう	3			0.02			
c ┌ 米酢	7						0.04
└ 上白糖	2						0.10
	小計	0.98	0.84	0.06	2.27	0.11	0.24

1 主食

(1) 米料理　　　　福ご飯

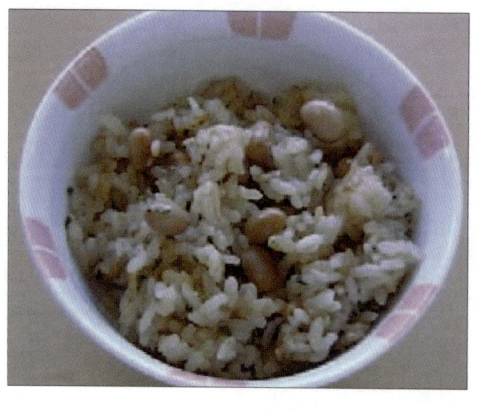

作り方

① 米はまとめて定法どおりに洗い、炊飯器に水、豆乳と共に入れて30分浸漬する。
② 葉ねぎは、小口切りにして水にさらす。
③ ①に大豆とaを加えて混ぜ合わせた後、定法どおりに炊き、葉ねぎを加えて混ぜて器に盛る。

⑦ドバイス

水煮大豆を使ったご飯です。彩りに葉ねぎを加え、うるち米ともち米を使ってのど越しよく仕上げました。

香川式四群点数法による栄養価《3.57点　286kcal/人分》

材料名	使用量 g・ml	塩分 g	2群	3群 野菜類	4群 穀類	4群 砂糖他
うるち米	40				1.82	
もち米	20				0.91	
水	60					
豆乳	20		0.12			
大豆（水煮）	25		0.44			
葉ねぎ	3			0.01		
a　塩	0.4	0.40				
うすくちしょうゆ	5	0.80				0.03
合成清酒	7.5					0.10
本みりん	5					0.14
	小計	1.20	0.56	0.01	2.73	0.27

1　主食

(2) 麺料理　具だくさんビーフン

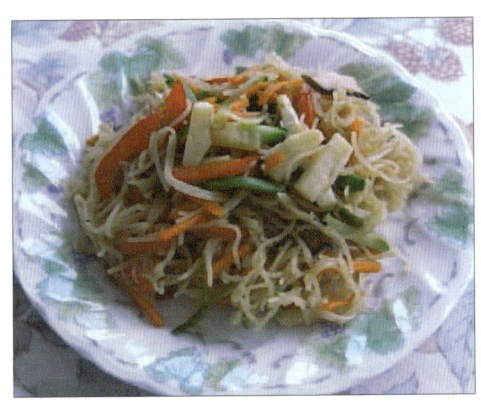

アドバイス
ビーフンは、茹でた後に切ると扱いやすいです。

作り方

① ビーフンはメーカー表示に従って、しかもやや軟らかめになるまで茹でる。茹で上がったらザルにとり、流水でぬめりを洗い流してから水気を十分切り、長さ2cmに切る。干ししいたけは、水で戻して長さ1.5cmの線切りにし、戻し汁に浸けておく。
② たけのこ、にんじん、パプリカも長さ1.5cmの線切りにし、にんじんは軟らかくなるまで水から中火で茹でる。
③ きゅうりは、長さ3～4cmの斜め薄切りにした後、さらに線切りにする。
④ さやえんどうは筋を取り、長さ2cmの斜め線切りした後、沸騰湯でさっと茹でる。
⑤ にんにくはみじん切りにし、aの調味料と合わせて2等分し、2つのボールに分ける。これらの一方に①のビーフンを入れ、下味を付ける。
⑥ 温めたフライパンにごま油を入れてなじませ、水気を切った干ししいたけと②を加えて中火で軽く炒め、次に下味を付けたビーフンを加えてさらに炒める。
　仕上げに、⑤で残しておいた調味料、③、④を加え、軽く炒めて器に盛る。

21

1　主食

香川式四群点数法による栄養価 《2.10点　168kcal/人分》

材料名	使用量 g・ml	塩分 g	3群 野菜類	4群 穀類	4群 油脂類	4群 砂糖他
ビーフン（乾）	30			1.43		
干ししいたけ	2		0.04			
たけのこ（水煮）	10		0.03			
にんじん	10		0.05			
パプリカ（赤）	12		0.04			
きゅうり	10		0.02			
さやえんどう	3		0.01			
ごま油	1.5				0.17	
a｜こいくちしょうゆ	8	1.16				0.07
｜上白糖	4					0.19
｜にんにく	0.9		0.02			
｜ごま油	0.3				0.03	
小計		1.16	0.21	1.43	0.20	0.26

1 主食

(2) 麺料理　けんちん風にゅうめん

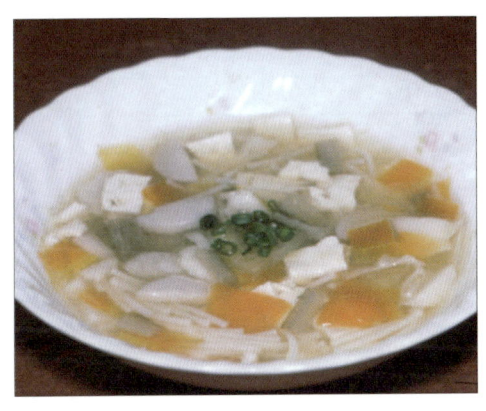

⑦ドバイス

豆腐と野菜が入った麺料理です。ひやむぎは、食べやすいように短く折ってから茹でます。

作り方

① ひやむぎは長さ2cmに折り（箸で食べる場合は約6cmに折る）、メーカー表示に従って、しかもやや軟らかめになるまで茹でる。茹で上がったらザルにとり、流水でぬめりを洗い流してから水気を十分切る。
② 鍋にさといもとさといもがかぶるくらいの水を入れ、竹串がすっと抵抗なく通るようになるまで中火で約10分茹で、2等分した後、薄切りにする。
③ ごぼうは流水下でたわしを用いて泥を落とすように洗い、包丁の背で皮をこそげる。1cm×2cmの短冊切りにし、水に浸けてアクを除く。
④ にんじんとだいこんも1cm×2cmの短冊切りにし、③と共に、軟らかくなるまで水から中火で茹でる。
⑤ 木綿豆腐も1cm×2cmの短冊切りにし、水気を十分切る。
⑥ 葉ねぎは、小口切りにして水にさらす。
⑦ 温めた鍋にごま油を入れてなじませ、ごぼう、にんじん、だいこんを加えて炒める。次に、さといも、木綿豆腐、aを加えて蓋をし、中火で5分煮立たせ、bを回し入れてとろみを付ける。
⑧ 器に①を盛って⑦をかけ、⑥を散らして供す。

1 主食

香川式四群点数法による栄養価 《1.54点　123kcal/人分》

材料名	使用量 g・ml	塩分 g	2群	3群 野菜類	3群 芋類	4群 穀類	4群 油脂類	4群 砂糖他
ひやむぎ（乾）	15	0.12*				0.68		
さといも（冷凍）	20				0.14			
ごぼう	10			0.08				
にんじん	8			0.04				
だいこん	8			0.02				
木綿豆腐	15		0.14					
葉ねぎ	1.5			0.01				
ごま油	2						0.22	
a　だし汁	110		−					
合成清酒	5							0.07
本みりん	3							0.07
塩	0.6	0.60						
うすくちしょうゆ	3	0.50						0.02
b　片栗粉	1.2					0.05		
水	2.5							−
小計		1.22	0.14	0.15	0.14	0.73	0.22	0.16

＊ひやむぎ（乾）15gは、茹でると約40gになり、塩分を0.12g含む。
参考図書：調理のためのベーシックデータ、女子栄養大学出版部、2002

1 主食

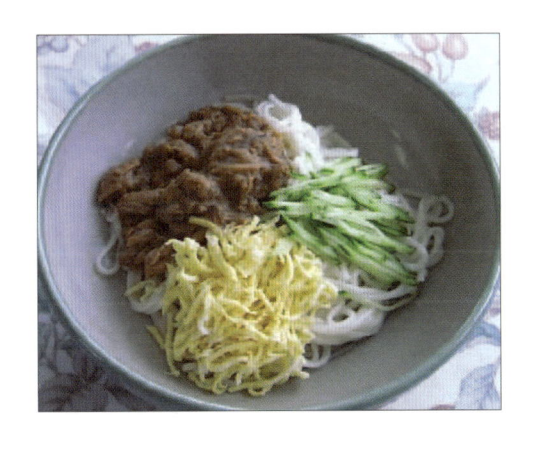

(2) 麺料理　　ジャージャー麺

アドバイス
肉みそは、麺と具がからみやすいように、シーチキンを使って作りました。

作り方

① ひやむぎは長さ2cmに折り（箸で食べる場合は約6cmに折る）、メーカー表示に従って、しかもやや軟らかめになるまで茹でる。茹で上がったらザルにとり、流水でぬめりを洗い流してから水気を十分切ってごま油をからめる。
② 干ししいたけは水で戻してみじん切りにし、シーチキンは水気を十分切る。
③ きゅうりは、長さ3〜4cmの斜め薄切りにした後、さらに線切りにする。卵はやや大きめのボールに割り入れ、泡立てないように溶きほぐし、熱した卵焼き器に油を入れてなじませ、これを流し入れて薄焼き卵を作り、同様な長さの線切りにする。
④ 鍋に②とaを入れて中火で加熱し、煮立ったらbを回し入れてとろみを付ける。
⑤ 器に①を盛り、③と④を飾って供す。

1 主食

香川式四群点数法による栄養価 《2.53点　202kcal/人分》

材料名	使用量 g・ml	塩分 g	1群	2群	3群 野菜類	4群 穀類	4群 油脂類	4群 砂糖他
ひやむぎ（乾）	30	0.23*				1.36		
ごま油	1.2						0.13	
干ししいたけ	0.6				0.01			
シーチキン（ノンオイル）	42	0.21		0.38				
きゅうり	12				0.02			
鶏卵	15		0.27					
調合油	1.2						0.13	
a 赤色辛みそ	4.5	0.59						0.10
こいくちしょうゆ	2.5	0.36						0.02
上白糖	0.9							0.04
鶏がらスープの素	0.3	0.14						0.01
水	60							
おろしにんにく	0.6				0.01			
b 片栗粉	1.2					0.05		
水	2.5							
小計		1.53	0.27	0.38	0.04	1.41	0.26	0.17

＊ひやむぎ（乾）30gは、茹でると約80gになり、塩分を0.23g含む。
参考図書：調理のためのベーシックデータ、女子栄養大学出版部、2002

1 主食

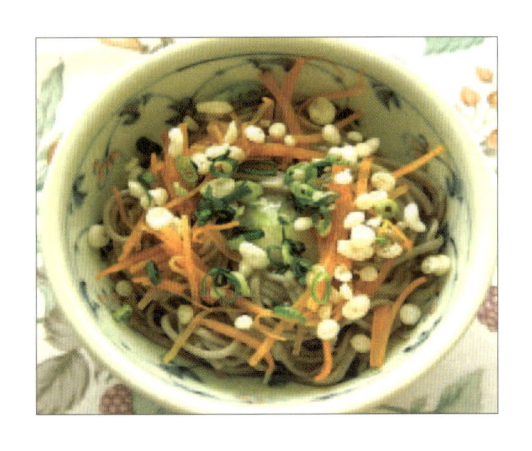

(2) 麺料理　　巣ごもりそば

⑦ドバイス
麺類は食べにくい食材ですが、ながいもでまとめ、あんをかけることで喉ごしが良くなります。

作り方

① そばは長さ2cmに折り（箸で食べる場合は約6cmに折る）、メーカー表示に従って、しかも軟らかめになるまで茹でる。茹で上がったらザルにとり、流水でぬめりを洗い流してから水気を十分切る。
② ながいもはすりおろし、aを加えて混ぜ合わせ、①にからめる。
③ ②を直径10cm程度の小鉢に入れ、真ん中を少しくぼませてうずら卵を落とす。これを蒸気の上がった蒸し器に並べ、中火で約5分蒸す。
④ にんじんは長さ2cmの線切りにし、鍋にbと共に入れて中火で軟らかくなるまで煮る。
⑤ こねぎは、小口切りにして水にさらす。
⑥ 鍋にcを入れて煮立たせ、dを回し入れてとろみを付ける。
⑦ 蒸し上がった③に、④、⑤、天かすを飾り、⑥をかけて供す。

1 主食

香川式四群点数法による栄養価 《1.68点　134kcal/人分》

材料名	使用量 g・ml	塩分 g	1群	3群 野菜類	3群 芋類	4群 穀類	4群 油脂類	4群 砂糖他
そば（乾）	20	0.05*				0.87		
ながいも	13				0.11			
a 塩	0.1	0.10						
コーンスターチ	1					0.04		
うずら卵	10		0.22					
にんじん	8			0.04				
b だし汁	10							
うすくちしょうゆ	1	0.16						0.01
本みりん	1							0.03
c だし汁	30							
うすくちしょうゆ	2	0.32						0.01
こいくちしょうゆ	3	0.44						0.03
本みりん	2							0.06
合成清酒	1							0.01
d 片栗粉	1					0.04		
水	2							
こねぎ	2			0.01				
天かす（吸油率43%**）	3						0.20	
小計		1.07	0.22	0.05	0.11	0.95	0.20	0.15

＊そば（乾）20gは茹でると50gになり、塩分を0.05g含む。
＊＊吸油率　参考図書：調理のためのベーシックデータ、女子栄養大学出版部、2002

(2) 麺料理

トロトロ麺

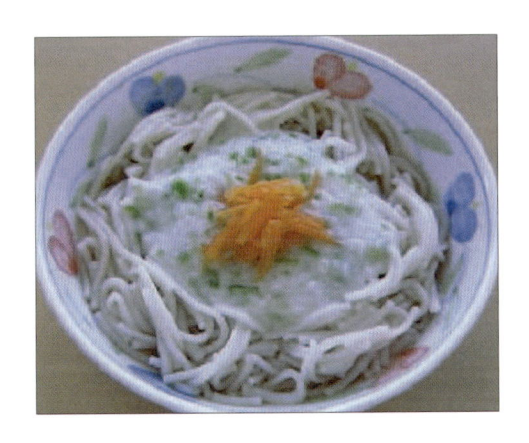

作り方

① ひやむぎは長さ2cmに折り（箸で食べる場合は約6cmに折る）、メーカー表示に従って、しかもやや軟らかめになるまで茹でる。茹で上がったらザルにとり、流水でぬめりを洗い流してから水気を十分切る。
② ながいもは、すりおろす。オクラはみじん切りにし、沸騰湯で軟らかくなるまで茹でた後、ザルにとって水気を十分切り、ながいもと混ぜる。
③ にんじんは長さ2cmのせん切りにし、軟らかくなるまで水から中火で茹でる。
④ 鍋にaを入れ、蓋をして中火で煮立たせる。
⑤ 器に①を盛り、②と③を飾り、④をかけて供す。

⑦ドバイス

ひやむぎは、食べやすいように折ってから茹でます。すりおろしたながいもに、かけ汁を加えることで喉ごしが良くなります。

香川式四群点数法による栄養価 《1.90点　152kcal/人分》

材料名	使用量 g・ml	塩分 g	3群 野菜類	3群 芋類	4群 穀類	4群 砂糖他
ひやむぎ（乾）	30	0.23*			1.36	
ながいも	30			0.25		
オクラ	10		0.04			
にんじん	10		0.05			
a　だし汁	50					
こいくちしょうゆ	9	1.31				0.08
本みりん	3					0.09
合成清酒	2					0.03
塩	0.1	0.10				
小計		1.64	0.09	0.25	1.36	0.20

1 主食

(2) 麺料理　ふんわりお好み焼き

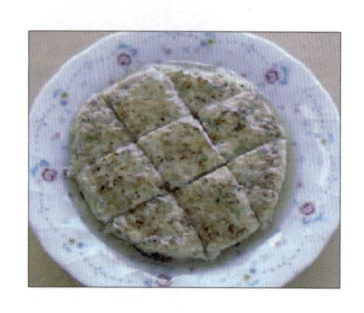

アドバイス

ながいもに木綿豆腐を加えて軟らかく仕上げています。紅しょうがは、味を引きしめると共に彩りアップ！　たれにとろみをつけることで、喉ごしも良くなります。

作り方

① キャベツはみじん切りにし、沸騰湯で軟らかくなるまで茹でて、水気を十分切る。
② 木綿豆腐はザルに入れて水気を十分切り、手でつぶす。
③ ながいもはすりおろし、紅しょうがはみじん切りにする。
④ ボールに①〜③とaを入れ、混ぜ合わせる。
⑤ 温めたフライパンに、油をティッシュペーパーを使って薄く敷き、④を直径10cm前後になるように流し込む。蓋をして中火で約30秒加熱後、弱火で2〜3分焼く。裏返して同様に焼く。
⑥ 鍋にbを入れて弱火で煮立たせ、とろみを付けてあんを作る。
⑦ 器に⑤を盛り、⑥をかけて供す。

香川式四群点数法による栄養価 《2.29点　183kcal/人分》

材料名	使用量 g・ml	塩分 g	1群	2群	3群 野菜類	3群 芋類	4群 穀類	4群 油脂類	4群 砂糖他
キャベツ	35				0.10				
木綿豆腐	30			0.27					
ながいも	15					0.13			
紅しょうが	2	0.14			−				
a　だし汁	30			−					
豚ひき肉(もも)	15			0.43					
薄力粉	15						0.68		
鶏卵	12		0.22						
塩	0.2	0.20							
調合油	3							0.33	
b　だし汁	30			−					
本みりん	3.5								0.10
うすくちしょうゆ	2	0.32							0.01
片栗粉	0.4						0.02		
小計		0.66	0.22	0.70	0.10	0.13	0.70	0.33	0.11

(2) 麺料理　和風ミートソーススパゲッティ

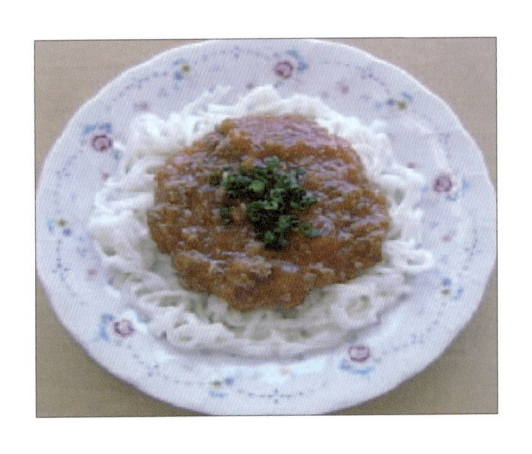

ア ドバイス

麺はひやむぎを用い、長さ３cmにすることで食べやすくしました。ソースにみそとみりんを用いて、和風に仕上げました。

作り方

① ひやむぎは長さ２cmに折り（箸で食べる場合は約６cmに折る）、メーカー表示に従って、しかもやや軟らかめになるまで茹でる。茹で上がったらザルにとり、流水でぬめりを洗い流してから水気を十分切る。
② トマトは皮を湯むきにし、みじん切りにする。
③ たまねぎとにんじんは、みじん切りにする。
④ 葉ねぎは、小口切りにして水にさらす。
⑤ 豚ひき肉は、包丁でたたいて細かいミンチにする。
⑥ 温めたフライパンに油を入れてなじませ、たまねぎを入れて弱火で半透明になるまで炒める。次に、にんじんと⑤を加えて火が通る程度に炒め、さらに②とaを加えて約３分加熱後、bを回し入れてとろみを付ける。
⑦ 食べる直前に、①に温湯をかけて水気を十分切り、器に盛る。
⑧ ⑦に⑥をかけ、④を飾って供す。

1　主食

香川式四群点数法による栄養価 《2.39点　191kcal/人分》

材料名	使用量 g・ml	塩分 g	2群	3群 野菜類	4群 穀類	4群 油脂類	4群 砂糖他
ひやむぎ（乾）	20	0.15*			0.91		
トマト	30			0.07			
たまねぎ	20			0.09			
にんじん	5			0.02			
葉ねぎ	1			−			
豚ひき肉	20		0.57				
調合油	4					0.44	
a ┌ トマトケチャップ	6	0.19					0.09
│ 本みりん	4						0.11
│ 淡色辛みそ	2	0.25					0.05
│ 顆粒コンソメ	0.4	0.17					0.01
│ 塩	0.2	0.20					
│ こしょう	0.01						−
└ 水	50						
b ┌ 片栗粉	0.8				0.03		
└ 水	1.5						
小計		0.96	0.57	0.18	0.94	0.44	0.26

2 汁物

汁物は、食欲増進作用や水分補給源として重要です。
そのために、副菜に含まれますが単独で掲載しています。

食欲の無い時でも
高カロリー摂取が期待できる汁物、
たんぱく源となる食品と野菜を組み合わせた汁物、
さりげなくカルシウム摂取もできる汁物など、
いずれも口当たりが良く、飲み込みやすいように工夫しています。

そして、塩分の取り過ぎを防ぐために、調味にも注意を払っています。

2 汁物

各料理の1人分あたりの栄養成分値

ページ	献立名	エネルギー (kcal)	たんぱく質 (g)	脂質 (g)	炭水化物 (g)	ナトリウム (mg)	カリウム (mg)	カルシウム (mg)	マグネシウム (mg)	リン (mg)	鉄 (mg)	亜鉛 (mg)	銅 (mg)	マンガン (mg)
36	切り干し大根のスープ	35	0.8	0.1	7.6	400	225	35	13	25	0.5	0.2	0.02	0.08
37	くずし豆腐のスープ	43	2.3	1.0	6.1	450	153	19	20	40	0.4	0.3	0.06	0.15
38	小松菜のポタージュ	75	1.9	1.8	12.5	471	158	60	8	44	0.6	0.3	0.05	0.13
39	魚と豆腐のすり流し汁	86	14.1	2.0	2.4	476	283	48	35	158	0.7	0.7	0.09	0.09
40	里芋のポタージュ	82	2.9	2.6	12.0	390	270	20	22	52	0.8	0.4	0.12	0.40
41	じゃがいものポタージュ	103	3.2	4.8	11.7	436	233	89	15	88	0.3	0.4	0.04	0.07
42	大豆と野菜のスープ	79	3.1	3.2	10.1	573	222	36	19	59	0.5	0.4	0.09	0.24
43	ハムのトロトロスープ	79	5.2	5.1	3.1	502	122	17	8	91	0.6	0.5	0.04	0.04
44	れんこんのポタージュ	104	2.2	4.1	15.0	424	255	18	11	68	0.3	0.3	0.07	0.46
45	ワンタンスープ	44	1.7	0.5	7.9	415	85	12	8	19	0.3	0.1	0.04	0.17

| ビタミン ||||||||||| コレステロール | 食物繊維総量 | 食塩相当量 |
| A レチノール当量 | D | α トコフェロール | K | B₁ | B₂ | ナイアシン | B₆ | B₁₂ | 葉酸 | パントテン酸 | C | | | |
μg	μg	mg	μg	mg	mg	mg	mg	μg	μg	mg	mg	mg	g	g
229	0.0	0.1	9	0.03	0.02	0.4	0.06	0.0	20	0.18	6	0	1.7	1.0
59	0.3	0.4	22	0.05	0.06	0.5	0.05	0.0	19	0.25	2	0	1.2	1.0
116	0.0	0.2	43	0.03	0.06	0.3	0.06	0.1	26	0.26	9	4	0.6	1.1
7	7.8	1.0	7	0.05	0.23	1.7	0.12	1.9	10	0.45	1	43	0.5	1.2
12	0.0	0.5	5	0.05	0.02	0.6	0.12	0.0	25	0.31	4	4	1.3	0.9
47	0.0	0.2	4	0.05	0.12	0.3	0.13	0.2	16	0.49	3	14	0.8	1.1
82	0.0	0.7	8	0.04	0.03	0.5	0.13	0.0	28	0.22	10	1	2.6	1.2
119	1.1	0.5	6	0.09	0.14	1.2	0.08	0.3	19	0.58	14	109	0.7	1.2
8	0.0	0.3	3	0.06	0.02	0.3	0.07	0.0	12	0.51	26	1	1.3	1.0
29	0.0	0.3	19	0.02	0.02	0.2	0.03	0.0	15	0.11	2	0	0.8	1.1

2 汁物

汁　物　切り干し大根のスープ

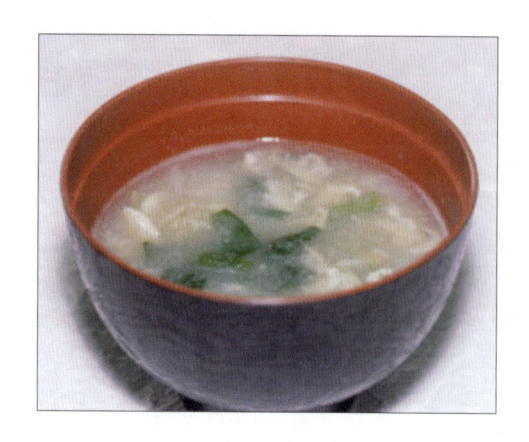

作り方

① 切り干し大根は水に2時間浸漬後、軟らかくなるまで水から茹で、長さ1cmに切ってから水気を十分切る。にんじん、たまねぎ、キャベツは、1.5cm×0.5cmの短冊切りにする。
② 葉ねぎは、小口切りにして水にさらす。
③ 鍋にだし汁と①を入れ、中火で加熱する。煮立ったら弱火にして15～20分加熱後、aを加えて味を調え、bを回し入れてとろみを付ける。
④ 器に③を盛り、②を散らして供す。

⑦ドバイス

切り干し大根のうま味を生かしたスープです。材料はスプーンで食べやすいように長さ1～1.5cmに揃え、彩りにキャベツやにんじんを加えた具だくさんのスープです。

香川式四群点数法による栄養価《0.43点　34kcal/人分》

材料名	使用量 g・ml	塩分 g	3群 野菜類	4群 穀類	4群 砂糖他
切り干し大根	4		0.14		
にんじん	15		0.07		
たまねぎ	15		0.07		
キャベツ	10		0.03		
葉ねぎ	1		−		
だし汁	150				
a 合成清酒	3				0.04
うすくちしょうゆ	3	0.48			0.02
塩	0.5	0.50			
b 片栗粉	1.5			0.06	
水	3				
	小計	0.98	0.31	0.06	0.06

2 汁物

| 汁　物 | くずし豆腐のスープ |

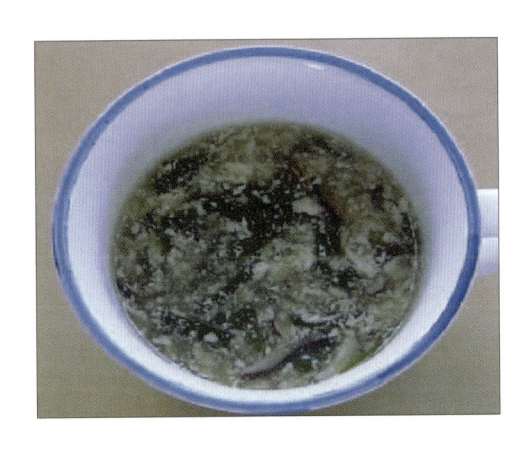

作り方

① にらは、長さ2cmに切る。干ししいたけは、水で戻して長さ2cmの薄切りにし、戻し汁に浸けておく。
② 鍋にaを入れ、①と水気を切った豆腐をくずしながら加えて中火で加熱する。
③ ②が煮立ったら、bを回し入れてとろみを付けて器に盛る。

⑦ドバイス

のど越しをよくするために、豆腐はくずし、野菜は長さ2cmに、さらにとろみをつけて食べやすく仕上げました。

香川式四群点数法による栄養価 《0.54点　43kcal/人分》

材料名	使用量 g・ml	塩分 g	2群	3群 野菜類	4群 穀類	4群 砂糖他
絹ごし豆腐	30		0.21			
にら	10			0.03		
干ししいたけ	2			0.04		
a だし汁	140		—			
うすくちしょうゆ	4	0.64				0.03
合成清酒	3					0.04
本みりん	2					0.06
塩	0.4	0.40				
b 片栗粉	3				0.13	
水	6					
小計		1.04	0.21	0.07	0.13	0.13

2 汁物

汁物　小松菜のポタージュ

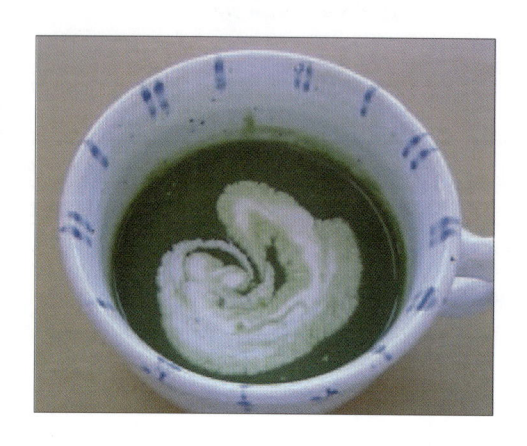

作り方

① 小松菜は約1cmに、たまねぎはみじん切りにする。
② 鍋に①とaを入れ、蓋をして中火で軟らかくなるまで約3分加熱する。
③ ミキサーに②とbを入れ、均一になるまで攪拌する。
④ ③を鍋に戻し、煮立たせないようにして弱火で3分煮た後、塩とこしょうで味を調える。
⑤ 器に④を盛り、クリームをスープの表面に落として供す。

⑦ドバイス

カルシウムの豊富な小松菜と牛乳を用い、彩りも鮮やかなポタージュに仕上げました。白飯を加えることで適度なとろみを、クリームを少量加えることで口当たりよく仕上げました。

香川式四群点数法による栄養価 《0.92点　74kcal/人分》

材料名	使用量 g・ml	塩分 g	1群	3群 野菜類	4群 穀類	4群 砂糖他
小松菜	20			0.04		
たまねぎ	10			0.05		
a 水	130					
顆粒コンソメ	2	0.86				0.06
b 白飯	25				0.50	
普通牛乳	20		0.17			
塩	0.2	0.20				
こしょう	0.01					−
クリーム（植物性脂肪）	2		0.10			
小計		1.06	0.27	0.09	0.50	0.06

汁 物　魚と豆腐のすり流し汁

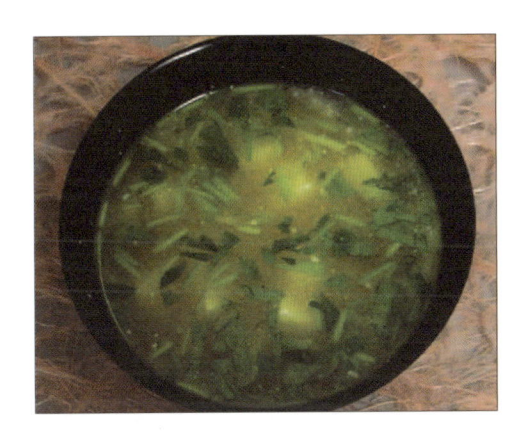

作り方

① 白身魚は、フードプロセッサーに入れてペースト状になるまで撹拌する。
② 絹ごし豆腐は1cmの角切りに、みつばは長さ1cmに切る。
③ 鍋に①とだし汁を入れて中火で加熱し、煮立ったら火を弱めてアクを取る。
④ ③の鍋に絹ごし豆腐を加え、煮立ったらみそを加えて味を調え、仕上げにみつばとこしょうを加えて器に盛る。

アドバイス

魚の臭みを消すために、最後にみつばとこしょうを加えました。

香川式四群点数法による栄養価 《1.08点　86kcal/人分》

材料名	使用量 g・ml	塩分 g	2群	3群 野菜類	4群 砂糖他
白身魚*（皮、骨なし）	60	0.18	0.71		
絹ごし豆腐	25		0.18		
根みつば	2.5			0.01	
だし汁	120		−		
赤色辛みそ	8	1.05			0.18
こしょう	0.01				−
	小計	1.23	0.89	0.01	0.18

*白身魚は、カラスガレイ等のやわらかい身が適しています。

2 汁物

| 汁　物 | 里芋のポタージュ |

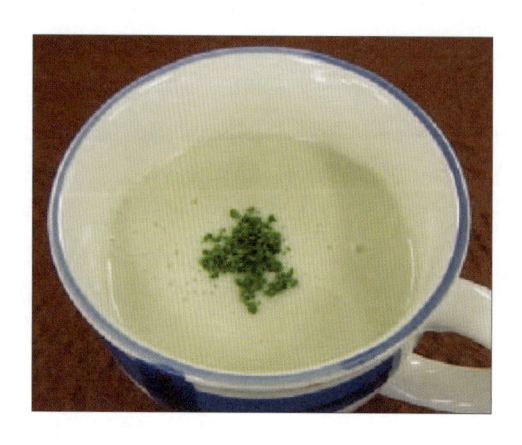

作り方

① 鍋にさといもとさといもがかぶるくらいの水を入れ、中火でややつぶれる程度まで茹でた後、湯を捨て、熱いうちにペースト状にする。
② たまねぎは、みじん切りにする。
③ パセリはみじん切りにし、クッキングペーパー等に包んで流水でもみ洗いし、水気を十分切る。
④ aは、ボールに合わせておく。
⑤ 温めた鍋にバターを入れて弱火で煮溶かし、たまねぎを入れて半透明になるまで炒める。次に、薄力粉をたまねぎの上にまんべんなくふり入れて炒める。薄力粉がたまねぎとからまったら室温程度の④を加えて混ぜ、スパテルで混ぜながら中火で加熱後、ややとろみが付いてきたら豆乳を加えて混ぜ合わせる。
⑥ ミキサーに⑤と①を入れ、均一になるまで撹拌する。これを鍋に戻して中火で加熱し、煮立ったら塩とこしょうを加えて味を調えて器に盛り、③を浮き実にして供す。

⑦ドバイス

茹でたさといもをミキサーにかけることで自然なとろみがつき、飲み込みやすく仕上がります。

香川式四群点数法による栄養価 《0.94点　75kcal/人分》

材料名		使用量 g・ml	塩分 g	2群	3群		4群		
					野菜類	芋類	穀類	油脂類	砂糖他
さといも（冷凍）		50				0.36			
たまねぎ		10			0.05				
a	顆粒コンソメ	1.5	0.60						0.04
	水	80							
有塩バター		2	0.04					0.18	
薄力粉		1.5					0.07		
豆乳		40		0.24					
塩		0.2	0.20						
こしょう		0.01							−
パセリ		0.3			−				
	小計		0.84	0.24	0.05	0.36	0.07	0.18	0.04

汁 物　じゃがいものポタージュ

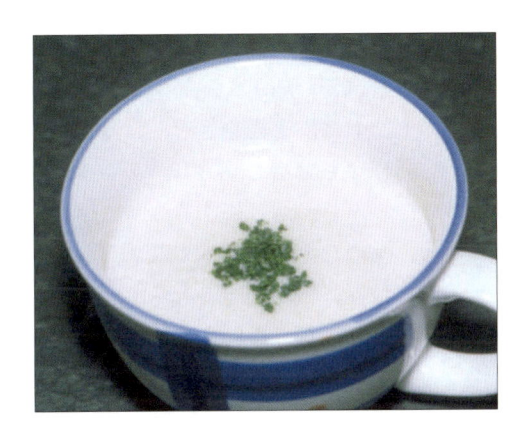

作り方

① たまねぎは、みじん切りにする。温めた鍋にバターを入れてなじませ、たまねぎを入れて弱火で半透明になるまで炒める。
② 葉ねぎは、小口切りにして水にさらす。
③ ①にaを入れて中火で加熱し、煮立ったら弱火にして乾燥マッシュポテトを加えて3分、静かに混ぜながら加熱する。
④ ③に牛乳を加え、煮立ったら塩とこしょうで味を調えて器に盛り、②を浮き実にして供す。

アドバイス

乾燥マッシュポテトを使用しているので、簡単に作れます。牛乳を加えるまでに3分間加熱することがポイントです。

香川式四群点数法による栄養価 《1.28点　102kcal/人分》

材料名	使用量 g・ml	塩分 g	1群	3群 野菜類	3群 芋類	4群 油脂類	4群 砂糖他
たまねぎ	15			0.07			
有塩バター	2.3	0.04				0.21	
a 水	75						
顆粒コンソメ	1.1	0.47					0.03
乾燥マッシュポテト	7.5				0.33		
普通牛乳	75		0.63				
塩	0.5	0.50					
こしょう	0.01						−
葉ねぎ	2			0.01			
小計		1.01	0.63	0.08	0.33	0.21	0.03

2 汁物

汁　物　大豆と野菜のスープ

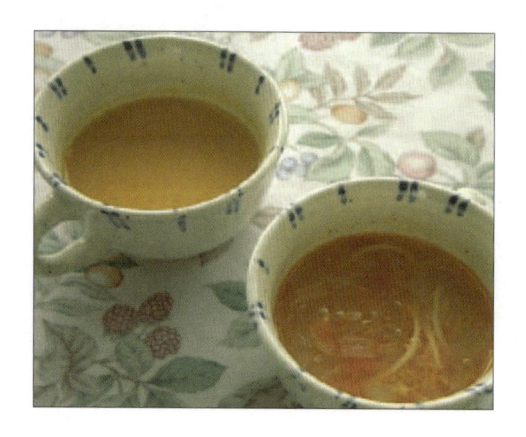

作り方

① たまねぎ、根深ねぎ、にんじん、セロリは、1.5cmのさいの目切りにする。トマトは皮を湯むきをし、種を除いて、同様なさいの目切りにする。にんにくは、みじん切りにする。
② 温めた鍋に油を入れてなじませ、たまねぎ、根深ねぎ、にんにくを入れて弱火で焦がさないように炒める。
③ ②のたまねぎが透き通ってきたら、にんじんとセロリを加えて軽く炒める。次に、水とコンソメを加えて中火で加熱し、煮立ったらトマト、大豆、そして長さ3cmに折ったスパゲッティを加えて15分煮る。
④ ③に塩を加えて味を調え、器に盛る。

⑦ドバイス
野菜が一度にたっぷり、無理なく食べられます。

香川式四群点数法による栄養価 《0.99点　79kcal/人分》

材料名	使用量 g・ml	塩分 g	2群	3群 野菜類	4群 穀類	4群 油脂類	4群 砂糖他
たまねぎ	30			0.14			
根深ねぎ	15			0.05			
にんじん	10			0.05			
セロリ	10			0.02			
トマト	30			0.07			
にんにく	1			0.02			
大豆（水煮）	15	0.08	0.26				
スパゲッティ（乾）	2				0.10		
調合油	2					0.22	
水	250						
顆粒コンソメ	2	0.87					0.06
塩	0.2	0.20					
	小計	1.15	0.26	0.35	0.10	0.22	0.06

汁物　ハムのトロトロスープ

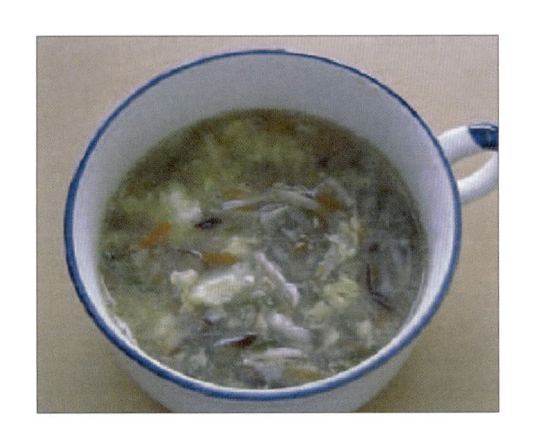

作り方

① ロースハム、生しいたけ、ピーマン、にんじんは、長さ1.5cmの線切りにする。
② 卵はやや大きめのボールに割り入れ、泡立てないように溶きほぐす。
③ 鍋にaと生しいたけ、ピーマン、にんじんを入れて中火で加熱し、煮立ったらロースハムを加えて弱火で軟らかくなるまで約5分煮る。
④ ③にごま油を加えて味を調え、bを回し入れてとろみを付ける。
⑤ ④が煮立ったら、中火にして②を回し入れて蓋をし、火を止めてから器に盛る。

㋐ドバイス

ロースハムと卵を用いた、たんぱく源の豊富なスープです。最後に溶き卵を加え、少量のごま油も加えて中華風に仕上げました。

香川式四群点数法による栄養価 《1.01点　81kcal/人分》

材料名	使用量 g・ml	塩分 g	1,2群	3群 野菜類	4群 穀類	4群 油脂類	4群 砂糖他
ロースハム	10	0.25	0.25				
生しいたけ	10			0.02			
ピーマン	10			0.03			
にんじん	5			0.02			
鶏卵	25		0.50				
a 水	150						
顆粒コンソメ	1	0.43					0.03
塩	0.4	0.40					
こしょう	0.01						−
ごま油	1					0.11	
b 片栗粉	1.2				0.05		
水	2.5						
小計		1.08	0.75	0.07	0.05	0.11	0.03

2 汁物

汁　物　れんこんのポタージュ

作り方

① れんこんは薄切りにし、水に浸けてアクを除く。たまねぎは、みじん切りにする。
② 葉ねぎは、小口切りにして水にさらす。
③ 鍋に①とaを入れ、中火～弱火でれんこんが軟らかくなるまで約15分加熱する。
④ ミキサーに③と白飯を入れ、均一になるまで撹拌する。これを鍋に戻し、クリームを加えて混ぜ合わせ、煮立たせないように静かに混ぜながら弱火で3分加熱して塩で味を調える。
⑤ 器に④を盛り、②を浮き実にして供す。

⑦ドバイス

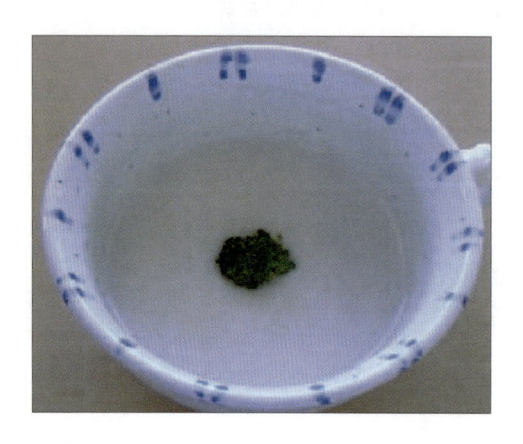

食物繊維の豊富なれんこんのポタージュです。れんこんは薄く切ってアクを除き、軟らかくなるまで煮てミキサーで均一になるまで撹拌することがポイントです。彩りに、葉ねぎを加えました。

香川式四群点数法による栄養価《1.31点　105kcal/人分》

材料名	使用量 g・ml	塩分 g	1群	3群 野菜類	4群 穀類	砂糖他
れんこん	50			0.42		
たまねぎ	10			0.05		
白飯	15				0.30	
a だし汁（かつお）	50					
水	50					
顆粒コンソメ	0.9	0.39				0.03
クリーム（植物性脂肪）	10		0.50			
塩	0.5	0.50				
葉ねぎ	2			0.01		
小計		0.89	0.50	0.48	0.30	0.03

汁 物　ワンタンスープ

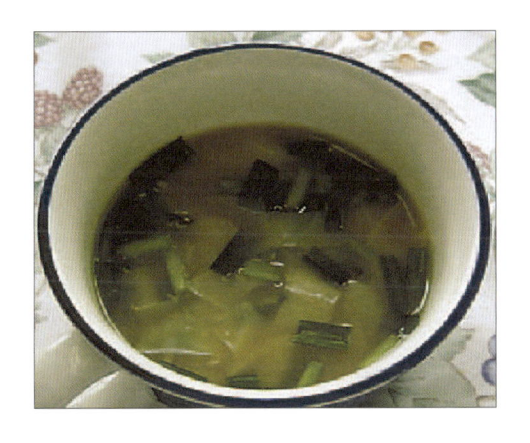

作り方

① しゅうまいの皮は1cm×3cmの短冊切りに、にらは長さ2cmに切る。
② 鍋に定量の水と鶏がらスープの素を入れて中火で加熱し、煮立ったら①を加えて火を止める。
③ ②の汁の一部でみそを溶いて②に戻し、中火で加熱後、再び煮立ったらしょうが汁を加えて器に盛る。

⑦ドバイス

しゅうまいの皮を用いることで、汁に自然なとろみが付きます。高齢者の好みに合わせ、味噌汁風に仕上げました。

香川式四群点数法による栄養価 《0.56点　45kcal/人分》

材料名	使用量 g・ml	塩分 g	3群 野菜類	4群 穀類	砂糖他
しゅうまいの皮	10			0.37	
にら	10		0.03		
水	150				
鶏がらスープの素	1	0.46			0.02
淡色辛みそ	5	0.63			0.13
しょうが汁	2		0.01		
小計		1.09	0.04	0.37	0.15

3 主 菜

主菜は、たんぱく質の供給源として重要です。
抵抗力を維持するためにも、毎食欠かさず揃えたいものです。

卵料理、魚料理、肉料理、豆腐料理を用意し、
野菜とほどよく組み合わせ、
魚や肉はかたくならないように、
口当たりよく、咀嚼・嚥下しやすいように工夫しています。

3 主菜

各料理の1人分あたりの栄養成分値

ページ	献立名	エネルギー kcal	たんぱく質 g	脂質 g	炭水化物 g	ナトリウム mg	カリウム mg	カルシウム mg	マグネシウム mg	リン mg	鉄 mg	亜鉛 mg	銅 mg	マンガン mg
50	お麩オムレツ	140	8.2	9.0	5.4	222	133	45	11	115	1.2	0.9	0.07	0.04
51	卵コロッケ	133	5.6	7.7	9.6	277	179	33	14	88	0.9	0.6	0.07	0.08
53	茶碗蒸しのえびあんかけ	106	9.6	4.6	5.2	380	183	84	18	149	0.6	0.8	0.11	0.06
55	いかのごまたっぷり焼き	118	10.3	6.3	3.9	325	239	24	44	166	0.4	1.0	0.23	0.09
56	えびソフトつくね	183	8.8	11.7	9.5	615	291	59	43	134	0.7	0.8	0.22	0.47
58	かにバーグのきのこあんかけ	170	22.4	4.6	9.3	225	546	79	61	262	1.0	1.2	0.18	0.40
60	簡単しゅうまい	92	8.2	2.3	8.8	276	172	28	17	91	0.3	0.5	0.08	0.14
61	魚のおろし煮	94	14.2	0.9	5.6	461	324	39	26	154	0.3	0.6	0.03	0.03
62	さばの揚げ煮	75	4.5	3.9	4.2	238	81	3	9	53	0.3	0.2	0.02	0.04
63	さわらの香り揚げ	186	12.7	10.4	7.9	279	328	12	24	144	0.6	0.7	0.03	0.10
64	さわらの酢豚風	220	11.1	11.9	13.5	323	363	18	25	136	0.6	0.7	0.05	0.14
66	はんぺんの卵とじ	102	7.8	3.5	9.2	566	318	36	32	111	1.4	0.7	0.06	0.11
67	蒸し魚のみじん切り野菜ソースかけ	239	17.5	13.0	11.6	554	423	119	31	235	0.3	1.0	0.06	0.09
68	鶏つくねのみそだれかけ	160	12.1	7.9	7.9	372	249	45	24	102	1.1	0.7	0.08	0.12
69	鶏のソフトだんご	223	11.6	10.5	19.6	630	536	29	34	164	0.6	0.6	0.10	0.70
70	花しゅうまい	140	8.6	6.0	12.6	300	266	16	19	110	0.6	0.8	0.07	0.12
72	豚肉とひじきの炒め煮	135	12.8	4.1	11.5	407	327	27	26	138	1.1	1.3	0.07	0.17
73	ミートローフ風	110	6.8	2.8	12.8	370	276	17	20	84	0.6	0.9	0.08	0.11
75	やわらか煮込みハンバーグ	166	10.2	9.0	9.2	536	236	26	21	128	1.7	1.7	0.10	0.21
77	やわらか水餃子	230	10.8	7.8	27.3	567	331	28	24	113	0.9	1.3	0.10	0.23
78	和風ハンバーグ	129	9.4	7.4	5.3	387	248	48	23	119	0.6	1.0	0.09	0.20
80	かぼちゃがんも	113	3.3	5.8	11.4	263	152	45	18	58	0.6	0.4	0.07	0.27
82	高野豆腐のそぼろ煮	102	10.6	4.6	4.0	549	60	109	23	135	1.0	0.7	0.09	0.72
83	白和え	95	6.0	5.2	6.6	365	242	114	43	127	1.2	0.7	0.19	0.41
84	豆乳グラタン	108	4.6	5.2	11.0	431	426	80	34	96	1.1	0.6	0.13	0.22
85	豆腐のおやき	166	7.8	6.3	17.3	619	322	142	45	133	1.6	0.8	0.19	0.45
87	豆腐の重ね蒸し	100	7.9	6.4	2.2	281	158	74	24	117	0.7	0.6	0.09	0.27
88	吹き寄せまんじゅう	93	10.4	1.9	8.6	269	349	96	31	159	0.8	0.8	0.15	0.23
90	和風豆腐グラタン	121	7.6	7.1	6.3	523	362	77	51	135	1.5	0.9	0.16	0.31

ビタミン A レチノール当量 μg	D μg	α トコフェロール mg	K μg	B₁ mg	B₂ mg	ナイアシン mg	B₆ mg	B₁₂ μg	葉酸 μg	パントテン酸 mg	C mg	コレステロール mg	食物繊維総量 g	食塩相当量 g
128	1.5	1.1	11	0.05	0.26	0.4	0.10	0.5	35	0.88	19	220	0.6	0.5
50	0.5	1.1	12	0.05	0.16	0.5	0.09	0.3	25	0.63	17	126	0.8	0.7
58	0.6	0.6	5	0.05	0.19	0.7	0.06	0.6	19	0.78	1	143	0.1	1.0
91	0.0	1.2	21	0.08	0.04	2.4	0.16	3.3	30	0.39	11	135	1.2	0.8
18	0.0	1.9	39	0.10	0.05	1.7	0.11	0.4	29	0.45	11	46	1.2	1.1
7	11.9	1.9	11	0.13	0.42	3.5	0.24	2.8	23	1.13	3	65	1.4	0.6
28	3.3	0.8	11	0.03	0.11	1.1	0.08	0.9	10	0.36	3	36	0.7	0.7
72	9.1	1.1	0	0.03	0.26	1.9	0.13	2.2	14	0.54	3	50	0.5	1.2
6	2.2	0.4	4	0.03	0.06	2.1	0.11	2.1	5	0.18	0	13	0.0	0.6
15	4.2	0.8	12	0.06	0.22	5.8	0.26	3.2	12	0.75	2	36	0.2	0.7
238	3.5	1.2	9	0.07	0.20	5.1	0.28	2.7	16	0.76	10	30	1.0	0.8
150	0.5	1.1	85	0.05	0.20	0.5	0.10	0.4	80	0.55	11	131	0.8	1.2
147	9.4	1.5	8	0.08	0.38	2.1	0.17	2.4	30	1.01	4	77	0.8	1.1
66	0.5	1.1	17	0.08	0.17	2.9	0.33	0.2	25	0.84	6	93	0.7	1.0
20	0.0	1.8	38	0.12	0.08	5.8	0.35	0.2	31	1.91	33	28	2.0	1.4
24	0.3	0.7	7	0.24	0.10	3.0	0.22	0.1	21	0.82	8	48	1.3	0.8
17	0.2	1.0	23	0.50	0.17	3.7	0.22	0.2	31	0.61	19	33	1.8	1.0
83	0.0	0.5	3	0.16	0.08	2.0	0.19	0.3	18	0.41	10	16	1.1	0.9
1411	0.2	0.7	10	0.16	0.29	2.2	0.23	4.8	153	1.50	5	80	1.0	1.4
498	0.2	0.7	25	0.28	0.14	2.9	0.21	0.1	35	0.98	7	27	2.2	1.2
16	0.1	0.3	12	0.31	0.10	1.9	0.20	0.1	17	0.48	4	39	0.8	1.0
63	0.1	1.4	18	0.04	0.05	0.4	0.07	0.0	16	0.21	8	17	0.8	0.7
7	0.1	0.4	10	0.01	0.09	0.1	0.01	0.1	4	0.07	1	2	0.3	1.2
152	0.0	0.5	59	0.13	0.07	0.7	0.09	0.1	53	0.13	4	0	1.7	1.0
134	0.2	0.8	49	0.09	0.12	1.2	0.14	0.1	56	0.55	20	4	1.5	1.1
167	0.0	1.1	23	0.10	0.06	0.4	0.09	0.0	23	0.24	3	0	1.4	1.5
15	2.8	0.9	13	0.05	0.11	0.6	0.07	0.7	13	0.31	0	56	0.4	0.7
9	2.2	0.7	13	0.12	0.19	1.4	0.11	0.7	50	0.59	6	29	1.4	0.7
178	0.8	1.0	65	0.12	0.21	0.8	0.13	0.2	69	0.64	10	87	1.7	1.1

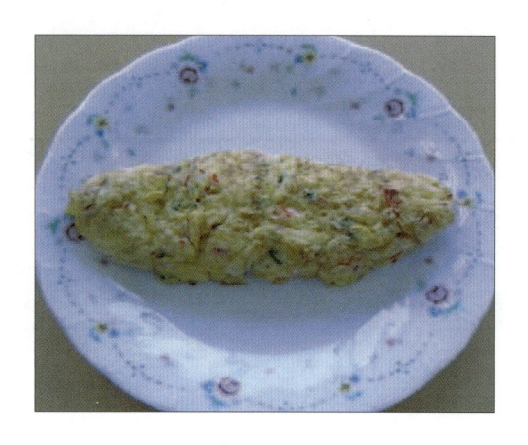

3　主菜

(1) 卵料理　　お麩オムレツ

作り方

① 麩は包丁で1cm角に切り、ボールに牛乳と共に入れて均一に湿らせる。
② パプリカとたまねぎはみじん切りにし、別々に沸騰湯で軟らかくなるまで茹でて水気を十分切る。こねぎは、小口切りにして水にさらす。
③ 卵はやや大きめのボールに割り入れ、泡立てないように溶きほぐし、①と②、塩とこしょうを加えて混ぜ合わせる。
④ 温めたフライパンにバターを入れ、焦がさないように注意して溶かし、③を入れてすばやく成形する。蓋をして弱火で約1分加熱し、裏返して同様に加熱して器に盛る。

⑦ドバイス

お麩を加えた、軟らかい和風オムレツです。彩りよくするために赤パプリカとこねぎを、軟らかく仕上げるために、赤パプリカとたまねぎは下茹でします。

香川式四群点数法による栄養価 《1.71点　137kcal/人分》

材料名	使用量 g・ml	塩分 g	1群	3群 野菜類	4群 穀類	4群 油脂類	4群 砂糖他
鶏卵	50		0.91				
麩	5				0.24		
普通牛乳	12		0.10				
パプリカ（赤）	10			0.04			
たまねぎ	10			0.05			
こねぎ	3			0.01			
塩	0.3	0.30					
こしょう	0.01						−
有塩バター	4	0.07				0.36	
小計		0.37	1.01	0.10	0.24	0.36	0.00

3　主菜

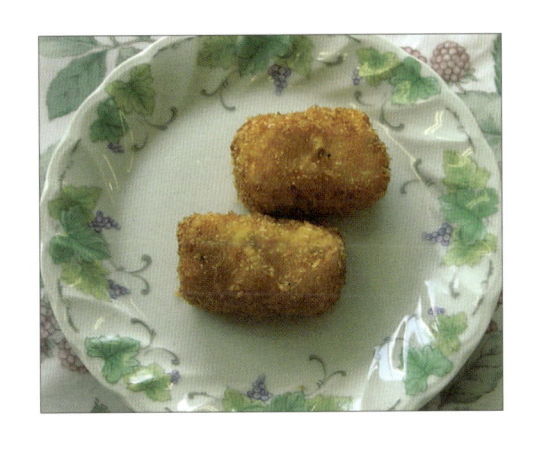

(1) 卵料理　　卵コロッケ

⑦ドバイス
だしの量を変えることで、中身の硬さを調節できます。

作り方

① じゃがいもは、2cm角に切る。鍋にじゃがいもとじゃがいもがかぶるくらいの水を入れ、中火でややつぶれる程度に茹でた後、湯を捨て、再び弱火で加熱して余分な水分を除く。
② ①を熱いうちにマッシャーでつぶし、脱脂粉乳を混ぜる。
③ ピーマンとパプリカはみじん切りにし、別々に沸騰湯で軟らかくなるまで茹で、流水で洗いながら完全に臭みをとった後、水気を十分切る。
④ 小鍋に卵と卵がかぶるくらいの水を入れ、蓋をして中火で加熱する。沸騰したら弱火にして約10分茹でた後、急冷して殻を除き、みじん切りにする。
⑤ ②に、③、④、aを加えて混ぜ合わせ、2個/人の俵型に成形し、薄力粉、b、パン粉を順番に付けて180℃～190℃に熱した油できつね色になるまで揚げて、器に盛る。

3 主菜

香川式四群点数法による栄養価 《1.62点　130kcal／人分》

材料名	使用量 g・ml	塩分 g	1群	3群 野菜類	3群 芋類	4群 穀類	4群 油脂類	4群 砂糖他
じゃがいも	20				0.18			
脱脂粉乳	1		0.05					
ピーマン	4			0.01				
パプリカ（赤）	4			0.01				
鶏卵（茹で卵）	27		0.49					
a 淡色辛みそ	3	0.38						0.08
だし汁	7							
うすくちしょうゆ	0.9	0.14						0.01
粒マスタード	0.7	0.03						0.02
こしょう	0.01							−
薄力粉	3					0.14		
b 鶏卵	3		0.05					
水	3							
パン粉	3	0.04				0.14		
調合油（吸油率7％＊）	4						0.44	
	小計	0.59	0.59	0.02	0.18	0.28	0.44	0.11

＊吸油率　参考図書：調理のためのベーシックデータ、女子栄養大学出版部、2002

3　主菜

(1) 卵料理　茶碗蒸しのえびあんかけ

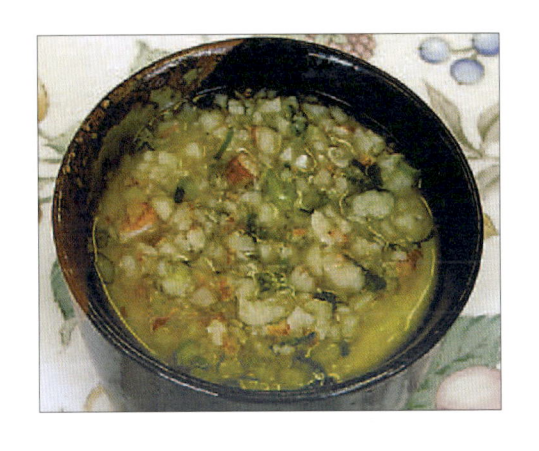

⑦ドバイス
だし汁と牛乳を半量ずつ使用することで、牛乳嫌いな方でもおいしく食べられます。

作り方

① はんぺんは、1cm角に切る。葉ねぎは、小口切りにして水にさらす。
② 卵はやや大きめのボールに割り入れ、泡立てないように溶きほぐし、aを加えて混ぜる。
③ ①と②を陶器に入れ、蒸気の上がった蒸し器*に入れて85〜90℃で約12分蒸す。
④ ブラックタイガーは殻と背わたを除き、粗めのみじん切りにして少量の酒（分量外、茹で湯の3％）を加えた沸騰湯で、表面が凝固する程度にさっと茹でる。
⑤ 鍋に④とbを入れて中火で加熱し、煮立ったらcを回し入れてとろみを付け、火を止めて葉ねぎとしょうが汁を加える。
⑥ 蒸し上がった③に⑤をかけて供す。

＊別法　地獄蒸し：鍋に陶器が半分浸かる程度の湯（60℃程度）を用意し、陶器を入れて中火〜弱火（小さくカタカタと器の揺れる音がする程度）で7〜9分加熱する。

3 主菜

香川式四群点数法による栄養価 《1.30点　104kcal/人分》

材料名	使用量 g・ml	塩分 g	1群	2群	3群 野菜類	4群 穀類	4群 砂糖他
はんぺん	10	0.15		0.12			
葉ねぎ	1				−		
鶏卵	25		0.45				
a ┌ 塩	0.2	0.20					
├ うすくちしょうゆ	1	0.16					0.01
├ だし汁	50				−		
└ 普通牛乳	50			0.42			
ブラックタイガー	20	0.08		0.20			
b ┌ 合成清酒	2						0.03
├ うすくちしょうゆ	1.5	0.24					0.01
├ 本みりん	1.5						0.04
└ だし汁	20				−		
c ┌ 片栗粉	0.5					0.02	
└ 水	1						
しょうが汁	1				−		
	小計	0.83	0.87	0.32	0.00	0.02	0.09

3 主菜

(2) 魚料理　いかのごまたっぷり焼き

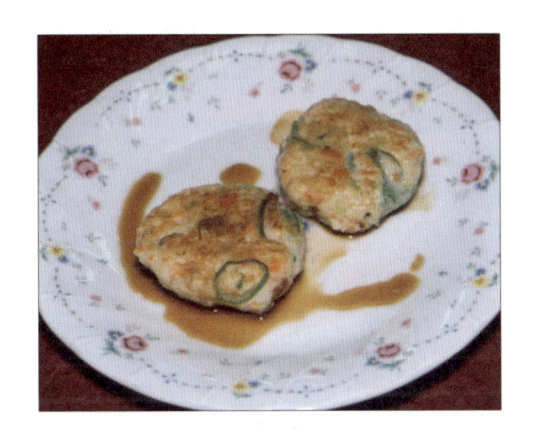

作り方

① スルメイカはみじん切りにし、フードプロセッサーに酒と共に入れて均一になるまで撹拌する。
② 根深ねぎは、小口切りにして水にさらす。
③ にんじんとキャベツはみじん切りにし、軟らかくなるまで水から中火で茹でて、水気を十分切る。
④ ボールに①〜③と白ごまペーストを入れて混ぜ合わせ、直径4cm、厚さ1.5cmの平たい団子2個/人に成形する。
⑤ 温めたフライパンにごま油を入れてなじませ、④を並べ、蓋をして中火で15秒（焼き色を付けるため）、次に弱火で1〜1.5分焼く。裏返して同様に焼く。
⑥ 鍋にaを入れて弱火で加熱し、静かにかき混ぜながら煮立たせ、bを回し入れてとろみを付ける。
⑦ 器に⑤を盛り、⑥をかけて供す。

⑦ドバイス

イカは、臭みをとるために酒を加えてミキサーにかけます。野菜は、彩りが鮮やかになるように、組み合わせました。

香川式四群点数法による栄養価《1.45点　116kcal/人分》

材料名	使用量 g・ml	塩分 g	2群	3群 野菜類	4群 穀類	4群 油脂類	4群 砂糖他
生スルメイカ	50	0.35	0.55				
合成清酒	5						0.07
根深ねぎ	5			0.02			
にんじん	10			0.05			
キャベツ	20			0.06			
白ごまペースト	3	0.08				0.21	
ごま油	4					0.44	
a こいくちしょうゆ	3	0.40					0.03
レモン汁	1			−			
b 片栗粉	0.4				0.02		
水	1						
小計		0.83	0.55	0.13	0.02	0.65	0.10

3　主菜

(2) 魚料理　えびソフトつくね

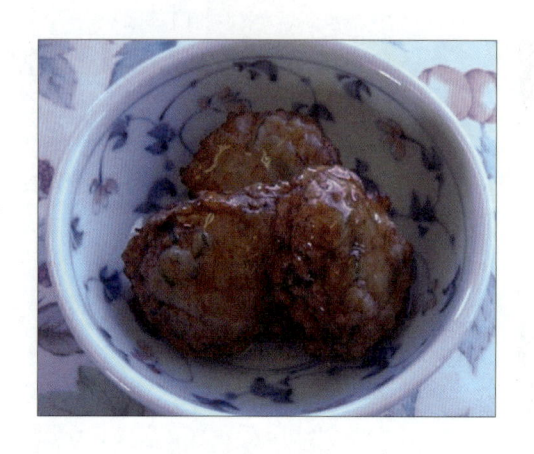

アドバイス
おろしたれんこんを加え、ふんわり仕上げにしました。

作り方

① 　ブラックタイガーは殻と背わたを除き、フードプロセッサーに入れてペースト状になるまで撹拌する。
② 　れんこんはすりおろし、根深ねぎはみじん切りに、しそは長さ2cmの線切りにする。
③ 　ボールに①、②、絹ごし豆腐、おろししょうがを入れて混ぜ合わせ、次に、塩とこしょうを加えて粘りが出るまでこねる。
④ 　③を3個/人の平たい団子に成形した後、160℃に熱した油できつね色になるまで揚げる。
⑤ 　鍋にaを入れて中火で煮立たせ、bを回し入れてとろみを付ける。
⑥ 　器に④を盛り、⑤をかけて供す。

香川式四群点数法による栄養価 《2.22点　178kcal/人分》

材料名	使用量 g・ml	塩分 g	2群	3群 野菜類	4群 穀類	4群 油脂類	4群 砂糖他
ブラックタイガー	30	0.20	0.31				
絹ごし豆腐	50		0.35				
れんこん	15			0.12			
根深ねぎ	25			0.09			
しそ・葉	2			0.01			
おろししょうが	2.5			0.01			
塩	0.2	0.20					
こしょう	0.01						－
調合油*（吸油率7％）	10					1.11	
a　だし汁	40		－				
うすくちしょうゆ	2	0.32					0.01
塩	0.3	0.30					
本みりん	4						0.11
b　片栗粉	2.5				0.10		
水	5						
小計		1.02	0.66	0.23	0.10	1.11	0.12

3　主菜

(2) 魚料理　かにバーグのきのこあんかけ

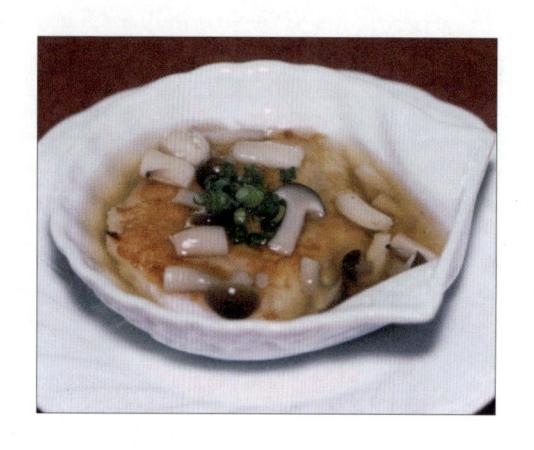

ア ドバイス

白身魚は、均一になるまですり鉢ですることがポイントです。しめじは、口腔機能に合わせてみじん切りにします。

作り方

① 鍋にさといもとさといもがかぶるくらいの水を入れ、中火でややつぶれる程度に茹でた後、湯を捨て、再び弱火で加熱して余分な水分を除く。
② からすがれいは１cmの角切りにし、すり鉢で均一になるまでする。
③ かにかまは長さ1.5cmに、根深ねぎはみじん切りにする。
④ しめじは、長さ1.5cmに切る。
⑤ こねぎは、小口切りにして水にさらす。
⑥ ボールに①〜③と絹ごし豆腐を入れて混ぜ合わせ、厚さ１cm、長径５cmの小判型に成形する。
⑦ 温めたフライパンに油を入れてなじませ、⑥を並べ、蓋をして中火で15〜20秒（焼き色を付けるため）、次に弱火で１〜２分焼く。裏返して同様に焼く。
⑧ 鍋に④とaを入れて中火煮立たせ、煮立ったら弱火で５分加熱し、bを回し入れてとろみを付ける。
⑨ 器に⑦を盛って⑧をかけ、⑤を散らして供す。

香川式四群点数法による栄養価 《2.12点　170kcal/人分》

材料名	使用量 g・ml	塩分 g	2群	3群 野菜類	3群 芋類	4群 穀類	4群 油脂類	4群 砂糖他
さといも（冷凍）	30				0.27			
からすがれい（皮、骨なし）	90	0.30	1.07					
かに風味かまぼこ	5	0.11	0.06					
絹ごし豆腐	60		0.42					
根深ねぎ	2.5			0.01				
しめじ	15			0.03				
こねぎ	0.7			−				
調合油	1.5						0.17	
a 水	50							
めんつゆ（3倍希釈）	2	0.20						0.03
上白糖	0.3							0.01
b 片栗粉	1.2					0.05		
水	2.5							
小計		0.61	1.55	0.04	0.27	0.05	0.17	0.04

3　主菜

(2) 魚料理　　簡単しゅうまい

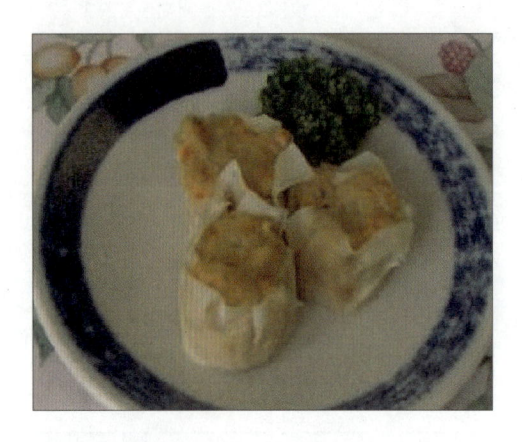

作り方

① ブラックタイガーは殻と背わたを除き、からすがれいと共にフードプロセッサーに入れてペースト状になるまで撹拌する。

② たまねぎ、にんじん、水で戻した干ししいたけは、みじん切りにする。

③ 温めたフライパンに油を入れてなじませ、②を入れて弱火で焦がさないように炒めて冷ます。

④ ボールに①、③、aを入れて混ぜ合わせ、粘りがでるまでこねて3個/人に成形する。

⑤ ④をしゅうまいの皮で包んで器に並べ、霧吹きで皮の表面をしっかり湿らせた後、蒸気の上がった蒸し器に入れて中火で7～10分蒸す。

⑥ 器に⑤を盛り、パセリを添えて供す。

（注）電子レンジを用いる場合は、電子レンジ用蒸し器で1分～1分20秒ほど加熱する。（電子レンジ600Wで12個蒸した場合）

香川式四群点数法による栄養価 《1.15点　92kcal/人分》

材料名	使用量 g・ml	塩分 g	2群	3群 野菜類	4群 穀類	4群 油脂類	4群 砂糖類
からすがれい	25	0.08	0.29				
ブラックタイガー	12	0.05	0.12				
たまねぎ	12			0.05			
にんじん	3			0.01			
干ししいたけ	0.3			0.01			
調合油	1.2					0.13	
a　おろししょうが	1.5			0.01			
塩	0.2	0.20					
うすくちしょうゆ	2.4	0.38					0.02
合成清酒	1.2						0.02
片栗粉	1.8				0.08		
ごま油	0.6					0.07	
しゅうまいの皮	9				0.33		
パセリ	1			0.01			
小計		0.71	0.41	0.09	0.41	0.20	0.04

(2) 魚料理　　魚のおろし煮

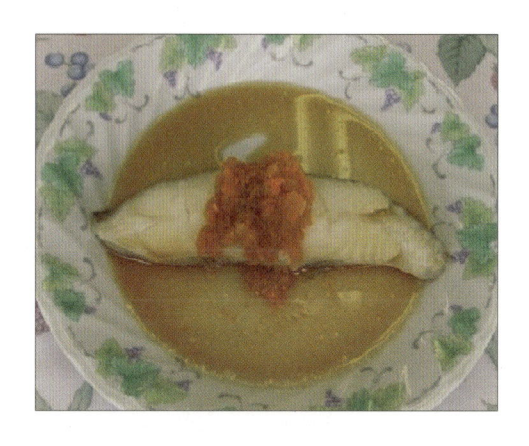

作り方

① だいこんとにんじんは、別々にすりおろす。
② 鍋にaを入れて中火で煮立たせ、魚を加えて弱火で約10分煮る。
③ ②に①を加え、さらに1〜2分煮て器に盛る。

㋐ドバイス

身が軟らかくしっとりした魚を使うと、美味しくできます。

香川式四群点数法による栄養価 《0.93点　74kcal/人分》

材料名	使用量 g・ml	塩分 g	2群	3群 野菜類	4群 砂糖他
からすがれい	70	0.21	0.82		
だいこん	20			0.05	
にんじん	10			0.05	
a　だし汁	40		−		
上白糖	2				0.10
本みりん	3				0.09
合成清酒	2				0.03
うすくちしょうゆ	6	0.96			0.04
	小計	1.17	0.82	0.10	0.26

3　主菜

(2) 魚料理　　さばの揚げ煮

作り方

① さばは2切/人に切り、aに20分浸ける。
② ①の余分な水気を除いて上新粉を付け、160～170℃に熱した油で淡いきつね色になるまで揚げる。
③ 葉ねぎは、長さ2cmの斜め切りにする。
④ 鍋にbを入れて中火で煮立たせ、②を入れて弱火で約2分加熱後、③としょうが汁を加えて火を止める。
⑤ 器に④を、煮汁と共に盛る。

⑦ドバイス

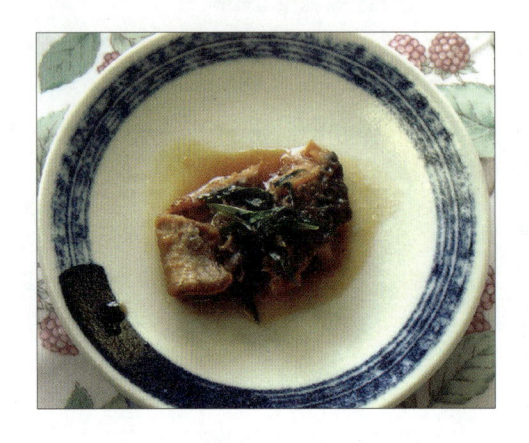

片栗粉より粘性の低い上新粉の使用で、喉に付着しない適度なとろみが付きます。揚げすぎると硬くなるので、注意しましょう。

香川式四群点数法による栄養価《0.93点　74kcal/人分》

材料名	使用量 g・ml	塩分 g	2群	3群 野菜類	4群 穀類	4群 油脂類	4群 砂糖他
さば	20	0.08	0.50				
a 合成清酒	1.5						0.02
塩	0.1	0.10					
上新粉	1.5				0.07		
調合油*（吸油率6%）	1.5					0.17	
b だし汁	20		−				
こいくちしょうゆ	3	0.44					0.03
本みりん	1						0.03
上白糖	2						0.10
合成清酒	1						0.01
葉ねぎ	1			−			
しょうが汁	0.5			−			
小計		0.62	0.50	0.00	0.07	0.17	0.19

3 主菜

(2) 魚料理　さわらの香り揚げ

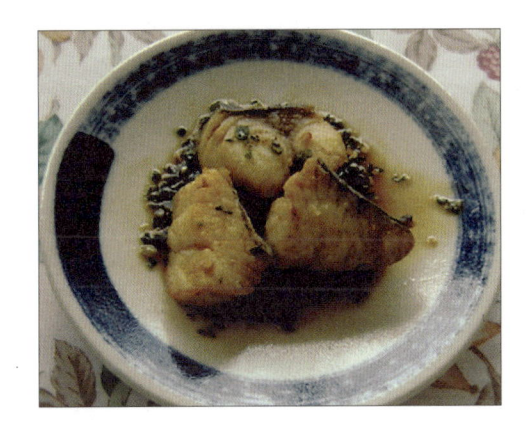

作り方

① さわらは3切/人に切り、酒に20分浸ける。
② 葉ねぎとしょうがはみじん切りにしてバットに入れ、aを加えて混ぜ合わせる。
③ ①の余分な水気を除いて上新粉を付け、180℃に熱した油で淡いきつね色になるまで揚げる。
④ ③が熱いうちに②に浸けてからめ、器に盛る。

アドバイス

粘性の低い上新粉の使用で、飲み込みやすくしました。

香川式四群点数法による栄養価 《2.30点　184kcal/人分》

材料名	使用量 g・ml	塩分 g	2群	3群 野菜類	4群 穀類	4群 油脂類	4群 砂糖他
さわら（3枚おろし・上身）	60	0.12	1.33				
合成清酒	4.5						0.06
葉ねぎ	5			0.02			
しょうが	1.2			−			
a　こいくちしょうゆ	4.2	0.61					0.04
上白糖	4						0.19
だし汁	5			−			
上新粉	3.6				0.16		
調合油*（吸油率6％）	4.5					0.50	
小計		0.73	1.33	0.02	0.16	0.50	0.29

3　主菜

(2) 魚料理　さわらの酢豚風

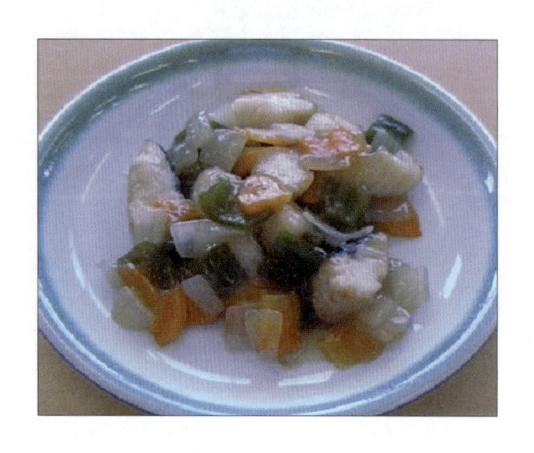

ア ドバイス

さわらを用いて、酢豚風に仕上げました。から揚げは粘度の低い上新粉を用いることで飲み込みやすくし、ごま油を用いて魚の臭みを抑えました。

作り方

① さわらは厚さ1cmにした後、2cm角に切り、aに20分浸ける。
② ①の余分な水気を除いて上新粉を付け、160～170℃に熱した油で淡いきつね色になるまで揚げる。
③ たまねぎ、にんじん、ピーマンは、1cm角の色紙切りにする。たまねぎとにんじんは別々に、水から中火で軟らかくなるまで茹でて水気を十分切る。ピーマンは、沸騰湯で軟らかくなるまで茹でて水気を十分切る。
④ bは、ボールに合わせておく。
⑤ 温めたフライパンにごま油を入れてなじませ、たまねぎとにんじんを加えて炒める。しんなりしてきたら、②と④、ピーマンを加えて軽く混ぜ合わせ、中火で煮立たせた後、器に盛る。

香川式四群点数法による栄養価 《2.74点　219kcal/人分》

材料名	使用量 g・ml	塩分 g	2群	3群 野菜類	4群 穀類	4群 油脂類	4群 砂糖他
さわら（3枚おろし・上身）	50	0.10	1.11				
a 合成清酒	7						0.09
しょうが汁	0.5			−			
上新粉	4				0.18		
調合油*（吸収率6％）	4					0.44	
たまねぎ	20			0.09			
にんじん	15			0.07			
ピーマン	10			0.03			
ごま油	3					0.33	
b だし汁	30			−			
米酢	6						0.04
こいくちしょうゆ	5	0.73					0.05
上白糖	4						0.19
合成清酒	3						0.04
片栗粉	1.8				0.08		
水	3.5						
小計		0.83	1.11	0.19	0.26	0.77	0.41

3 主菜

(2) 魚料理　はんぺんの卵とじ

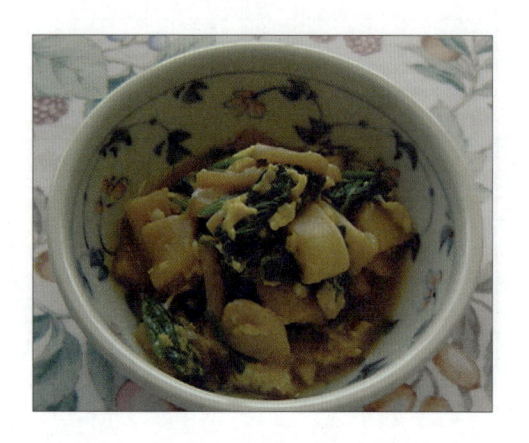

作り方

① はんぺんは厚さ0.5cmにして、1.5cm角に切る。
② ほうれんそうは、茎を長さ1.5cmに、葉を長さ2cmに切る。沸騰湯に茎から入れて茹で、ひと煮立ちしたら葉を加え、軟らかくなるまでさらに茹でて急冷し、ザルにとって水気を十分切る。
③ 卵はやや大きめのボールに割り入れ、泡立てないように溶きほぐす。
④ 鍋に①、②、aを入れて中火で数分加熱し、③を回し入れ、卵液が半熟程度になったら火を止めて器に盛る。

ア ドバイス
ほうれんそうは食べやすい長さに切り、軟らかくなるまで下茹でしました。

香川式四群点数法による栄養価 《1.25点　100kcal／人分》

材料名		使用量 g・ml	塩分 g	1群	2群	3群 野菜類	4群 砂糖他
はんぺん		30	0.46		0.35		
ほうれんそう		30				0.08	
鶏卵		30		0.55			
a	上白糖	4					0.19
	合成清酒	3					0.04
	こいくちしょうゆ	5	0.72				0.04
	だし汁	35			−		
	小計		1.18	0.55	0.35	0.08	0.27

（2）魚料理　蒸し魚のみじん切り野菜ソースかけ

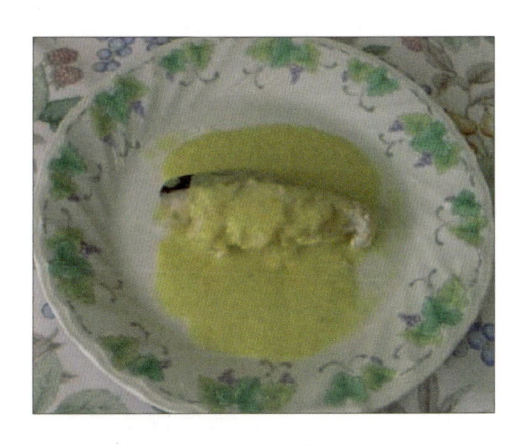

作り方

① からすがれいは、こしょうとぶどう酒をふりかけて10～15分おく。

② ①を陶器の器に並べ、ラップをして電子レンジ600Wで1分15秒加熱する。その後、魚の表面に溶かしバターをかける。

③ アスパラガス、にんじん、たまねぎは薄切りにし、まとめて沸騰湯で茹でた後、水気を十分切る。

④ 温めたフライパンにバターを入れ、焦がさないように注意して溶かし、薄力粉を加えてルウを作る。次に、牛乳と温湯を混ぜたものを加えてクリームソースを作り、aを加える。

⑤ ミキサーに③と④の冷ましたものを入れ、均一になるまで撹拌する。これを陶器の器に移し、ラップをして電子レンジ600Wで1分30秒加熱する。

⑥ 器に②を盛り、⑤をかけて供す。

香川式四群点数法による栄養価 《2.96点　237kcal/人分》

材料名	使用量 g・ml	塩分 g	1群	2群	3群 野菜類	4群 穀類	4群 油脂類	4群 砂糖他
からすがれい	70	0.21		0.82				
こしょう	0.01							−
ぶどう酒・白	2							0.02
有塩バター	2	0.04					0.18	
グリーンアスパラガス	10				0.03			
にんじん	10				0.05			
たまねぎ	10				0.05			
有塩バター	7	0.13					0.64	
薄力粉	7					0.32		
普通牛乳	70		0.58					
温湯	30							
a 顆粒コンソメ	1	0.43						0.03
塩	0.2	0.20						
クリーム（植物性脂肪）	5			0.24				
こしょう	0.01							−
小計		1.01	0.82	0.82	0.13	0.32	0.82	0.05

3 主菜

(3) 肉料理　鶏つくねのみそだれかけ

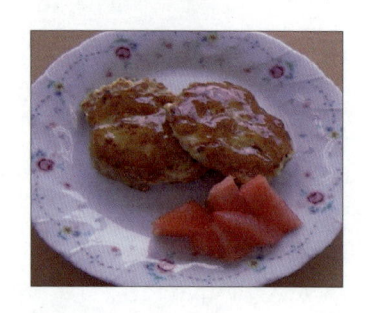

アドバイス

鶏ひき肉の臭みをとるために酒としょうが汁を、ふんわり仕上げるために木綿豆腐を用いています。赤みそを用いたみそだれで、つくねの味をひきたてます。

作り方

① 木綿豆腐は重量の25％脱水した後、軽くつぶす。根深ねぎは、みじん切りにする。
② トマトは皮を湯むきし、30g/人を8等分にする。
③ ボールに鶏ひき肉とaを入れて混ぜ合わせ、①とbを加えて粘りが出るまでこねる。
④ 温めたフライパンに油を入れてなじませ、③をスプーンで2等分（直径4～4.5cm）したものを並べ、蓋をして中火で20秒（焼き色をつけるため）、弱火で1～1.5分焼く。裏返して同様に焼く。
⑤ 鍋にcを入れて中火で煮立たせ、dを回し入れてとろみを付ける。
⑥ 器に④を盛って⑤をかけ、②を添えて供す。

香川式四群点数法による栄養価 《1.94点　155kcal/人分》

材料名	使用量 g・ml	塩分 g	1群	2群	3群 野菜類	4群 穀類	4群 油脂類	4群 砂糖他
鶏ひき肉（もも）	40			0.80				
a 合成清酒	5							0.07
しょうが汁	1				−			
木綿豆腐（脱水後15g）	20			0.18				
根深ねぎ	10				0.03			
b 鶏卵	15		0.27					
片栗粉	2					0.08		
塩	0.5	0.50						
調合油	2						0.22	
c だし汁	15				−			
赤色辛味噌	2.5	0.33						0.06
上白糖	2.5							0.12
合成清酒	1.5							0.02
d 片栗粉・水	0.5・1					0.02		
トマト	30				0.07			
小計		0.83	0.27	0.98	0.10	0.10	0.22	0.27

3 主菜

(3) 肉料理　鶏のソフトだんご

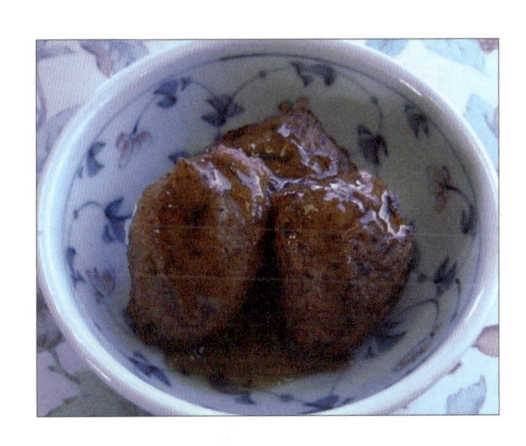

作り方

① 鶏ささ身は筋を取り除き、フードプロセッサーに入れてペースト状になるまで撹拌する。
② れんこんはすりおろし、白飯は餅状になるまですりこぎでつぶす。
③ 根深ねぎはみじん切りにし、しそは長さ2cmの線切りにする。
④ ①に②、③、おろししょうがを加えて撹拌し、次に、塩とこしょうを加えて粘りが出るまでさらに撹拌する。
⑤ ④を3等分し、直径4cm程度の平たい団子に成形した後、160℃に熱した油で淡いきつね色になるまで揚げる。
⑥ 鍋にaを入れて中火で煮立たせ、bを回し入れてとろみを付ける。
⑦ 器に⑤を盛り、⑥をかけて供す。

ア ドバイス

すりつぶしたご飯とすりおろしたれんこんを加えることで、軟らかく仕上げました。

香川式四群点数法による栄養価 《2.77点　222kcal/人分》

材料名	使用量 g・ml	塩分 g	2群	3群 野菜類	4群 穀類	4群 油脂類	4群 砂糖他
鶏ささ身	40		0.57				
れんこん	60			0.50			
白飯（軟飯）	10				0.21		
根深ねぎ	25			0.09			
しそ・葉	2			0.01			
おろししょうが	2.5			0.01			
塩	0.3	0.30					
こしょう	0.01						−
調合油*（吸油率7%）	10					1.11	
a だし汁	40		−				
こいくちしょうゆ	7	1.02					0.06
本みりん	4						0.11
b 片栗粉	2.5				0.10		
水	5						
小計		1.32	0.57	0.61	0.31	1.11	0.17

3　主菜

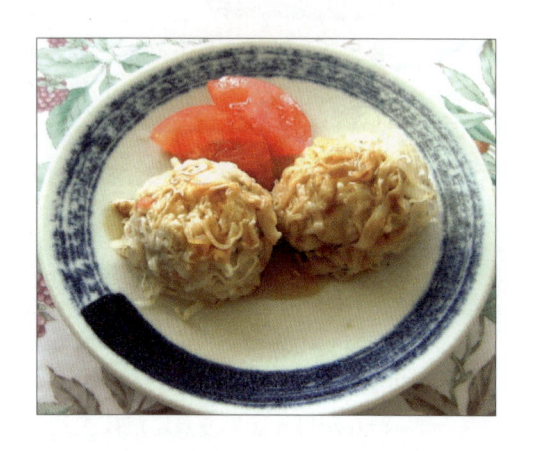

(3) 肉料理　花しゅうまい

⑦ドバイス
鶏ささ身と豚薄切り肉を包丁でたたくことで軟らかく仕上げました。

作り方

① しゅうまいの皮は細い線切りに、紅しょうが、生しいたけ、たまねぎは、みじん切りにする。トマトは皮を湯むきし、30g/人を8等分にする。
② 温めたフライパンにごま油を入れてなじませ、①のたまねぎを入れて弱火で透明になるまで炒めて冷ます。
③ 鶏ささ身と豚薄切り肉は、包丁でたたいてミンチにする。
④ ボールに③と塩を入れ、粘りが出るまでこねる。
⑤ ④に①の紅しょうが、生しいたけ、②、aを入れて混ぜ合わせる。
⑥ ⑤を2個/人の平たい団子に成形し、①のしゅうまいの皮を全体にはりつける。これを器に並べ、蒸気の上がった蒸し器に入れて強火で10分〜12分蒸す。
⑦ 鍋にbを入れて弱火で煮立たせ、cを回し入れてとろみを付ける。
⑧ 器に⑥を盛って⑦をかけ、①のトマトを添えて供す。

香川式四群点数法による栄養価 《1.71点　137kcal/人分》

材料名	使用量 g・ml	塩分 g	1群	2群	3群 野菜類	4群 穀類	4群 油脂類	4群 砂糖他
しゅうまいの皮	10					0.37		
紅しょうが	0.7	0.02			−			
生しいたけ	7				0.02			
たまねぎ	30				0.14			
ごま油	0.3						0.03	
鶏ささ身	10			0.13				
豚薄切り肉（もも）	20			0.44				
塩	0.1	0.10						
a 鶏卵卵黄	2		0.10					
調合油	2						0.22	
ごま油	0.3						0.03	
片栗粉	0.7					0.03		
こいくちしょうゆ	1	0.15						0.01
上白糖	0.7							0.03
b こいくちしょうゆ	3	0.44						0.02
ごま油	0.3						0.03	
米酢	1.3							0.01
からし（練り）	0.3	0.02						0.01
だし汁	10				−			
c 片栗粉	0.4					0.02		
水	1							
トマト	30				0.07			
小計		0.73	0.10	0.57	0.23	0.42	0.31	0.08

3　主菜

(3) 肉料理　豚肉とひじきの炒め煮

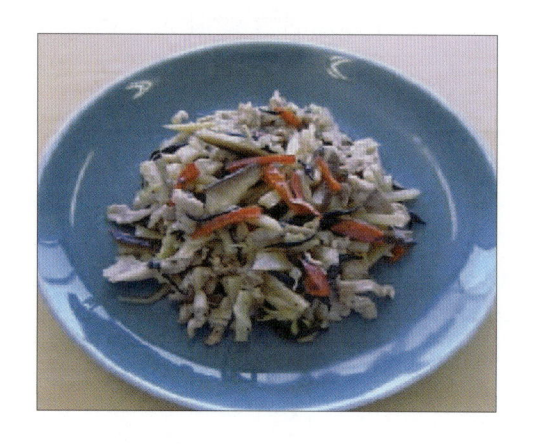

作り方

① 干しひじきと干ししいたけは、水で戻す。
② aは、すべて長さ3cmの線切りにする。
③ bは、ボールに合わせておく。
④ 温めたフライパンに油を入れてなじませ、豚肉を入れて中火で炒める。肉の色が変わったら、ひじき他のすべての材料を入れて軽く混ぜ、③を加えて蓋をして弱火で5〜8分、味が染み込むまで加熱して器に盛る。

⑦ドバイス

油っこさを抑えるために豚もも肉を使用し、彩りよい、ひじき料理に仕上げました。

香川式四群点数法による栄養価 《1.70点　136kcal/人分》

材料名		使用量 g・ml	塩分 g	2群	3群 野菜類 海藻類	4群 油脂類	4群 砂糖他
ひじき（乾）		0.6			0.01		
a	豚薄切り肉（もも）	50		0.83			
	キャベツ	20			0.06		
	たけのこ（水煮）	15			0.04		
	パプリカ(赤)	6			0.02		
	干ししいたけ	1			0.02		
調合油		2				0.22	
b	だし汁	13		−			
	甘みそ	5	0.31				0.14
	本みりん	5					0.14
	うすくちしょうゆ	4	0.64				0.03
	上白糖	4					0.19
	小計		0.95	0.83	0.15	0.22	0.50

72

3 主菜

(3) 肉料理

ミートローフ風

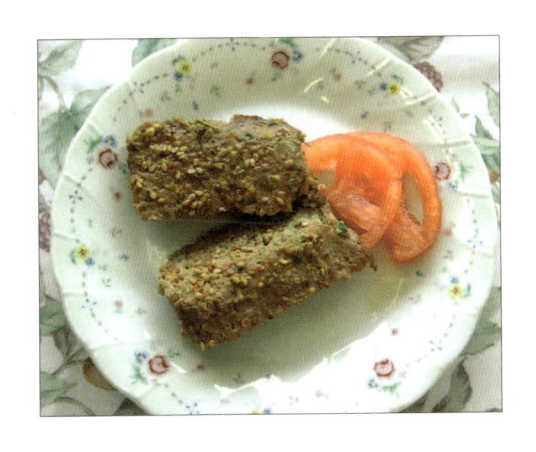

㋐ドバイス

ひき肉は塩を加えてよくこねると、しっとりとした焼き上がりになります。

作り方

① オーブンは、170℃～180℃に加熱しておく。
② じゃがいもは、厚さ1cmの輪切りにして水に浸ける。鍋にじゃがいもとじゃがいもがかぶるくらいの水を入れ、中火でややつぶれる程度に茹でた後、湯を捨て、再び弱火で加熱して余分な水分を除き、熱いうちに粘りがでるまで鍋の中でつぶす。
③ たまねぎは、すりおろす。にんじんは、みじん切りにして沸騰湯で茹でた後、水気を十分に切る。
④ ボールに牛ひき肉、豚ひき肉、塩を入れ、粘りが出るまでこねる。
⑤ ④に②、③、aを加えて混ぜ合わせ、クッキングシートを敷いた天板の上にかまぼこ型に成形し、オーブンに入れて約15分焼く。
⑥ 鍋にbを入れ、弱火でとろみが付くまで加熱する。
⑦ ⑤を2切/人に切る。トマトは皮を湯むきし、厚さ1cmの半月切りにする。
⑧ 器に⑦を盛り、⑥をかけて供す。

3　主菜

香川式四群点数法による栄養価 《1.38点　110kcal/人分》

材料名	使用量 g・ml	塩分 g	2群	3群 野菜類	3群 芋類	4群 穀類	4群 砂糖他
じゃがいも	10				0.09		
たまねぎ	15			0.07			
にんじん	10			0.05			
牛ひき肉（もも）	12		0.30				
豚ひき肉（もも）	12		0.27				
塩	0.1	0.10					
a　こしょう	0.01						－
こいくちしょうゆ	3	0.44					0.03
薄力粉	3					0.14	
絹ごし豆腐	6		0.04				
赤色辛みそ	2.8	0.37					0.06
b　合成清酒	2.5						0.03
本みりん	5.5						0.16
上白糖	1.5						0.07
だし汁	8		－				
トマト	30			0.07			
小計		0.91	0.61	0.19	0.09	0.14	0.35

3 主菜

(3) 肉料理　やわらか煮込みハンバーグ

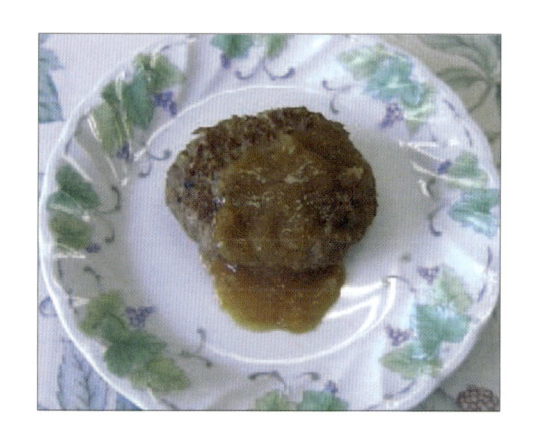

㋐ドバイス
レバーが25％入っていますが、苦手な方でもおいしく食べられるように工夫しました。

作り方

① 鶏肝臓は、脂肪や筋を取り除いてぶつ切りにする。流水中で血のかたまりなどを取り除いた後、温湯に入れて火が通るまで茹でる。水気を十分切った後、aと共にフードプロセッサーに入れて均一になるまで撹拌する。
② 根深ねぎ、にんにく、しょうがは、みじん切りにする。
③ ①に塩を加えてペースト状にし、②とbを加えて均一になるまで撹拌した後、中央をくぼませるようにして厚さ1.5cmの小判型に成形する。
④ 温めたフライパンに油を入れてなじませ、③を並べ、蓋をして中火で20秒（焼き色を付けるため）焼く。裏返して同様に焼いて火を止める。
⑤ 鍋にcを入れて中火で煮立たせ、④を加えて弱火で10〜12分加熱する。
⑥ ⑤の残った煮汁を鍋の端に寄せ、dを回し入れてとろみを付ける。
⑦ 器にハンバーグを盛り、煮汁をかけて供す。

3　主菜

香川式四群点数法による栄養価 《2.04点　163kcal/人分》

材料名	使用量 g・ml	塩分 g	1群	2群	3群 野菜類	4群 穀類	4群 油脂類	4群 砂糖他
鶏肝臓	10			0.14				
a 牛ひき肉（もも）	20			0.50				
豚ひき肉（そともも）	10			0.29				
根深ねぎ	20				0.07			
にんにく	1				0.02			
しょうが	2.5				0.01			
塩	0.1	0.10						
b パン粉	4	0.05				0.19		
普通牛乳	7		0.06					
鶏卵	5			0.09				
調合油	3						0.33	
c だし汁	100			−				
淡色辛みそ	5	0.63						0.13
こいくちしょうゆ	3.5	0.51						0.03
本みりん	2.5							0.07
合成清酒	2.5							0.03
d 片栗粉	2					0.08		
水	4							
小計		1.29	0.15	0.93	0.10	0.27	0.33	0.26

3 主菜

(3) 肉料理　やわらか水餃子

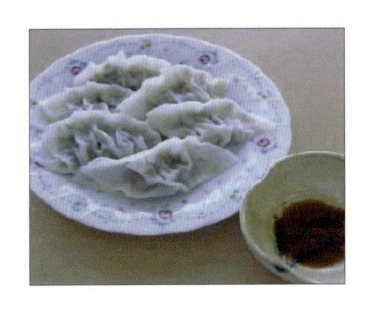

⑦ドバイス
口当たりをよくするために豚ミンチを包丁でたたき、軟飯を加えることで軟らかく、飲み込みやすくしました。

作り方

① 豚ひき肉は、包丁でたたいてさらに細かいミンチにする。
② にんじん、はくさい、生しいたけ、にらは、すべてみじん切りにする。にんじんは、軟らかくなるまで水から中火で茹でて、水気を十分切る。はくさい、生しいたけは、沸騰湯で軟らかくなるまで茹でて、水気を十分切る。
③ 白飯は、餅状になるまですりこぎでつぶす。
④ ボールに①～③とaを入れて混ぜ合わせ、6等分にした後、ぎょうざの皮で包む。
⑤ 鍋に深さ5cm程度の沸騰湯を用意し、④を入れて約3分茹でる。
⑥ 器に⑤を盛り、bを別の器に入れて供す。

香川式四群点数法による栄養価《2.92点　234kcal/人分》

材料名	使用量 g・ml	塩分 g	2群	3群 野菜類	4群 穀類	4群 油脂類	4群 砂糖他
豚ひき肉(もも)	35		1.00				
にんじん	30			0.14			
はくさい	15			0.03			
生しいたけ	8			0.02			
にら	7			0.02			
白飯	15				0.30		
ぎょうざの皮(6枚)	30				1.11		
a 塩	0.3	0.30					
こいくちしょうゆ	3	0.44					0.03
ごま油	1.5					0.17	
b こいくちしょうゆ	3	0.44					0.03
米酢	2						0.01
ごま油	0.5					0.06	
小計		1.18	1.00	0.21	1.41	0.23	0.07

3　主菜

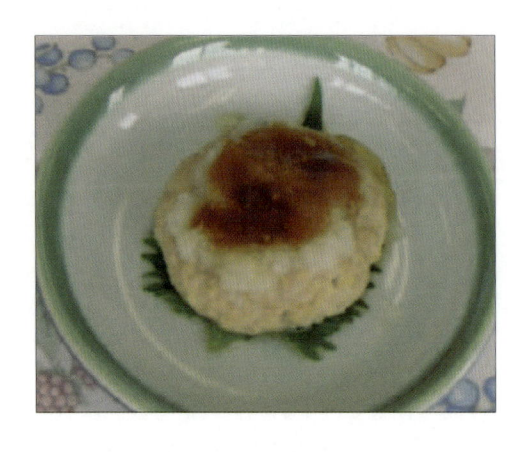

(3) 肉料理　和風ハンバーグ

⑦ドバイス
だいこんおろしにあんをかけて供すので、ハンバーグの焼き目は淡くても大丈夫です。

作り方

① オーブンは、240℃に加熱しておく。
② 鍋に木綿豆腐を入れて泡立て器で軽くつぶし、豆腐がかぶる程度の水を加えて中火で加熱する。煮立ったら火を止めてザルにとり、軽く水気を切った後さらに重量の25％脱水する。
③ aはそれぞれすりおろし、ボールに入れて混ぜ合わせる。この中に豚ひき肉、②、bを加えて粘りが出るまでこねる。
④ ③を中央をくぼませるようにして厚さ1.5cmの小判型に成形し、天板にクッキングシートを敷いた上に並べ、オーブンに入れて240℃で1分、180℃で6分焼く。
⑤ だいこんはすりおろして、軽く握れる程度に水気を絞る。
⑥ 鍋にcを入れて煮立たせ、dを回し入れてとろみを付け、さらに水を7ml加えて仕上げる。
⑦ 器にしその葉を敷き、ハンバーグをその上に盛り、だいこんおろしを上置きにして⑥をかけて供す。

香川式四群点数法による栄養価 《1.57点　126kcal/人分》

材料名	使用量 g・ml	塩分 g	1群	2群	3群 野菜類	4群 穀類	4群 砂糖他
豚ひき肉（そともも）	35			1.00			
木綿豆腐（脱水後21g）	28			0.25			
a にんにく	0.7				0.01		
しょうが	0.7				−		
たまねぎ	14				0.06		
b だし汁	3.5			−			
鶏卵	3.5		0.06				
塩	0.35	0.35					
c 上白糖	1.4						0.07
うすくちしょうゆ	3.5	0.56					0.02
合成清酒	0.7						0.01
おろしにんにく	0.5				0.01		
d 片栗粉	0.7					0.03	
水	1.5						
水	7						
だいこん	20				0.05		
しそ・葉	1				−		
小計		0.91	0.06	1.25	0.13	0.03	0.10

3　主菜

(4) 豆腐料理　　かぼちゃがんも

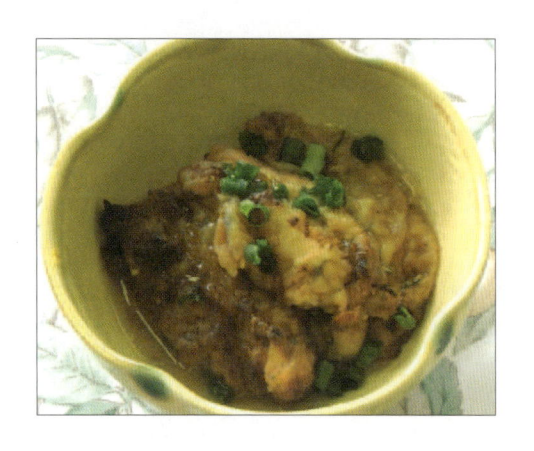

ア ドバイス

かぼちゃは水分が少ないためパサパサになりがちですが、裏ごしした豆腐を加えることで、まろやかになります。

作り方

① 木綿豆腐は鍋に入れて泡立て器で軽くつぶし、豆腐がかぶるくらいの水を加えて中火で加熱する。煮立ったらザルにとり、軽く水気を切った後、重量の30％脱水して裏ごしする。
② かぼちゃは種とわたと皮を除き、器に並べて蒸気の上がった蒸し器に入れ、強火で15分蒸してからつぶす。ひじきは、水で戻して粗いみじん切りにする。
③ こねぎは、小口切りにして水にさらす。
④ ボールに①、②、aを入れて混ぜ合わせ、平たい団子に成形後上新粉をつけて、160〜170℃に熱した油で淡いきつね色になるまで揚げる。
⑤ 鍋にbを入れて中火で煮立たせ、cを回し入れてとろみを付ける。
⑥ 器に④を盛って⑤をかけ（薄切りしょうがは取り除く）、こねぎを天盛りにして供す。

香川式四群点数法による栄養価 《1.41点　113kcal/人分》

材料名	使用量 g・ml	塩分 g	1群	2群	3群 野菜類 海藻類	4群 穀類	4群 油脂類	4群 砂糖他
木綿豆腐（脱水後21g）	30			0.27				
かぼちゃ	16				0.18			
ひじき（乾）	0.1	−			−			
a ｢鶏卵	4		0.07					
うすくちしょうゆ	2	0.32						0.01
上白糖	2							0.10
上新粉	1					0.05		
上新粉（ころも用）	3					0.14		
調合油*（吸油率7%）	4						0.45	
こねぎ	2				0.01			
b ｢だし汁	20				−			
うすくちしょうゆ	2	0.32						0.01
本みりん	1							0.03
上白糖	0.6							0.03
合成清酒	0.5							0.01
薄切りしょうが	2				0.01			
c ｢片栗粉	1					0.04		
水	2							
	小計	0.64	0.07	0.27	0.20	0.23	0.45	0.19

3 主菜

(4) 豆腐料理　高野豆腐のそぼろ煮

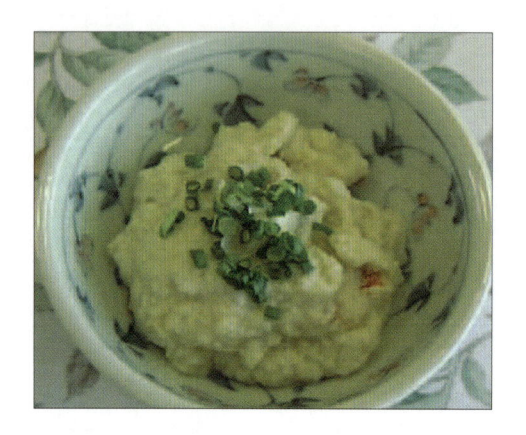

③ こねぎは、小口切りにして水にさらす。
④ ボールに卵白を入れ、角が立つくらいまでしっかり泡立ててメレンゲを作る。
⑤ 鍋にaを入れて中火で煮立たせ、弱火にした後①を加えて再び煮立たせる。
⑥ ⑤に②を加えて弱火で約2分加熱し、bを回し入れてとろみを付ける。
⑦ ⑥にしょうが汁と④を加え、ゴムベラでふんわり混ぜ合わせて火を止める。
⑧ 器に⑦を盛り、こねぎを天盛りにして供す。

作り方

① 高野豆腐は、すりおろす。
② かにかまは長さ2cmに切り、4つに割く。

香川式四群点数法による栄養価 《1.28点　102kcal/人分》

材料名	使用量 g・ml	塩分 g	1群	2群	3群 野菜類	4群 穀類	4群 砂糖他
高野豆腐	13.5			0.90			
かに風味かまぼこ	13.5	0.30		0.15			
こねぎ	2				0.01		
しょうが汁	2				0.01		
鶏卵卵白	20		0.12				
a 水	70						
中華あじ	1	0.45					0.02
こいくちしょうゆ	0.7	0.10					0.01
塩	0.3	0.30					
b 片栗粉	1.5					0.06	
水	3						
小計		1.15	0.12	1.05	0.02	0.06	0.03

3 主菜

(4) 豆腐料理

白和え

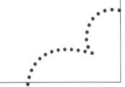

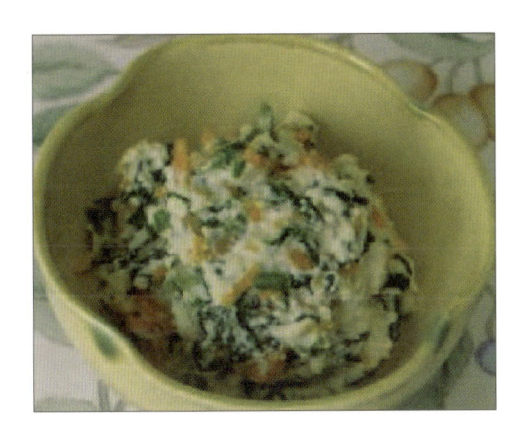

作り方

① 木綿豆腐は鍋に入れて泡立て器で軽くつぶし、豆腐がかぶるくらいの水を加えて中火で加熱する。煮立ったらザルにとり、軽く水気を切った後、重量の20%脱水する。
② しゅんぎくとにんじんは長さ2cmの線切りにし、それぞれ沸騰湯で軟らかくなるまで茹でて水気を十分切る。
③ 鍋にaを入れて中火で加熱して調味料を溶かした後、室温（約25℃）に冷ます。
④ ①をすり鉢に入れて滑らかなペースト状になるまですり、食べる直前に②と③を加えて和え、器に盛る。

アドバイス
豆腐を硬く絞り過ぎないことが、ポイントです。

香川式四群点数法による栄養価 《1.28点　102kcal/人分》

材料名	使用量 g・ml	塩分 g	2群	3群 野菜類	4群 砂糖他
木綿豆腐（脱水後56g）	70		0.64		
しゅんぎく	20			0.06	
にんじん	10			0.05	
a ごま（白・練り）	4	0.10			0.38
上白糖	3				0.14
塩	0.7	0.70			
うすくちしょうゆ	1	0.16			0.01
だし汁	15		―		
小計		0.96	0.64	0.11	0.53

3 主菜

(4) 豆腐料理　豆乳グラタン

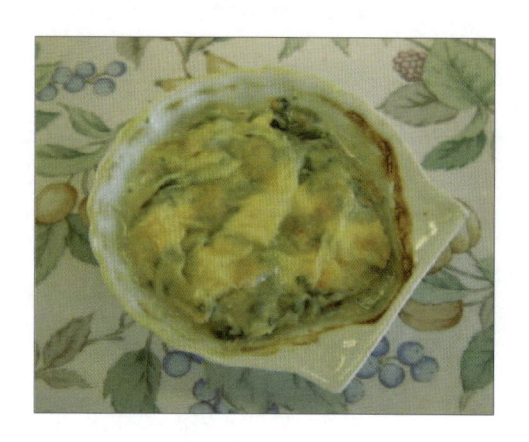

作り方

① オーブンは、230℃に加熱しておく。
② じゃがいもは2cm角に切る。鍋にじゃがいもとじゃがいもがかぶるくらいの水を入れ、中火でやや潰れる程度に茹でた後、湯を捨て、再び弱火で加熱して余分な水分を除き、熱いうちにマッシャーでつぶす。
③ 木綿豆腐は、1cm角に切る。ほうれんそうは沸騰湯でやや軟らかめに茹でて、長さ0.5cmに切る。
④ にんじんとエリンギは、みじん切りにする。
⑤ 温めたフライパンに油を入れてなじませ、④を入れて弱火でしんなりするまで炒める。
⑥ ボールに②、③、⑤、aを入れて混ぜ合わせ、塩、こしょうを加えて味を調え、耐熱皿に盛る。
⑦ ⑥に粉チーズをふり、オーブンに入れて約10分焼いて供す。

香川式四群点数法による栄養価《1.34点　107kcal/人分》

材料名	使用量 g・ml	塩分 g	1群	2群	3群 野菜類	3群 芋類	4群 油脂類
じゃがいも	40					0.36	
木綿豆腐	15			0.14			
ほうれんそう	15				0.04		
にんじん	10				0.05		
エリンギ	5				0.02		
調合油	2.5						0.28
a 普通牛乳	25		0.21				
豆乳	25			0.15			
塩	1	1.00					
こしょう	0.01						−
粉チーズ	1.5	0.06	0.09				
	小計	1.06	0.30	0.29	0.11	0.36	0.28

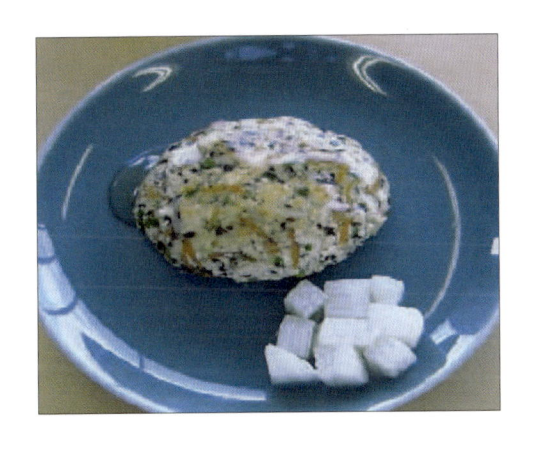

(4) 豆腐料理　豆腐のお焼き

> **㋐ドバイス**
>
> すりつぶした軟飯を加えることで、軟らかく仕上がります。木綿豆腐の水切りが十分でないと、うまくまとまりません。また、焼き過ぎにも注意しましょう。

作り方

① 木綿豆腐は鍋に入れて泡立て器で軽くつぶし、豆腐がかぶるくらいの水を加えて中火で加熱する。煮立ったらザルにとり、軽く水気を切った後、重量の30％脱水する。

② 干しひじきは、水で戻してみじん切りにする。にんじんは、長さ1.5cmの線切りにする。鍋に干しひじきとにんじんとaを入れ、中火で汁がなくなるまで煮含める。葉ねぎは、小口切りにして水にさらす。

③ 白飯は、餅状になるまですりこぎでつぶす。

④ ボールに①～③、片栗粉、bを入れて混ぜ合わせ、厚さ1cm、長径5cmの小判型に成形する。

⑤ 温めたフライパンに油を入れ、ティッシュペーパーを使って薄く塗り、④を並べ、蓋をして中火で20秒加熱後、弱火で1.5～2分焼く。裏返して同様に焼く。

⑥ 鍋にc入れて煮立たせ、dを回し入れてとろみを付ける。

⑦ ながいもは、1.5cm角に切る。鍋にながいもとeを入れて中火で加熱し、煮立ったら弱火にして10～12分加熱し、ながいもに竹串がすっと抵抗なく通るようになったら、fを回し入れてとろみをつける。

⑧ 器に⑤を盛って⑥をかけ、⑦を添えて供す。

3 主菜

香川式四群点数法による栄養価 《2.08点　166kcal/人分》

材料名	使用量 g・ml	塩分 g	2群	3群 野菜類 海藻類	3群 芋類	4群 穀類	4群 油脂類	4群 砂糖他
木綿豆腐(脱水後70g)	100		0.91					
干しひじき	0.8			0.01				
にんじん	10			0.05				
a だし汁	50	−						
本みりん	3.5							0.10
こいくちしょうゆ	1.5	0.22						0.01
塩	0.4	0.40						
葉ねぎ	4			0.01				
白飯	8					0.16		
片栗粉	4					0.17		
b 本みりん	2							0.06
合成清酒	2							0.03
うすくちしょうゆ	3	0.48						0.02
調合油	2						0.22	
c だし汁	15	−						
合成清酒	0.4							0.01
上白糖	0.4							0.02
うすくちしょうゆ	0.8	0.13						0.01
d 片栗粉	0.6					0.03		
水	1.2							
ながいも	20				0.17			
e だし汁	40	−						
合成清酒	2							0.03
本みりん	1							0.03
塩	0.2	0.20						
うすくちしょうゆ	0.2	0.03						−
f 片栗粉	0.8					0.03		
水	1.5							
小計		1.46	0.91	0.07	0.17	0.39	0.22	0.32

3 主菜

(4) 豆腐料理　豆腐の重ね蒸し

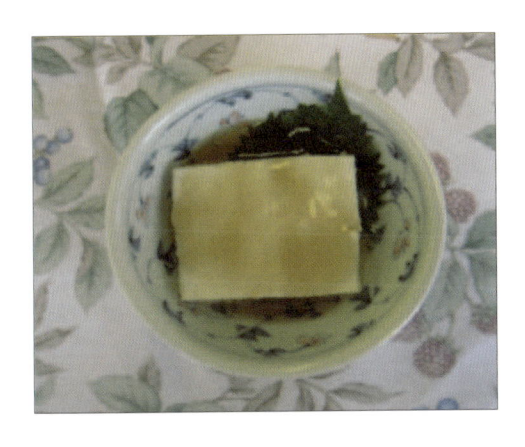

作り方

① 木綿豆腐はそのままフードプロセッサーに入れ、均一になるまで撹拌する。
② からすがれいは、フードプロセッサーに入れてペースト状になるまで撹拌する。
③ 干ししいたけは水で戻してみじん切りに、しょうがもみじん切りにする。
④ ボールに②、③、卵黄、aを入れて混ぜ合わせる。
⑤ バットに油をティッシュペーパーを使って薄く塗り、①の豆腐の半量を均一に広げ、その上に④を同様に広げる。さらに、その上に残りの豆腐を均一に広げ、蒸気の上がった蒸し器に入れて中火で約15分蒸す。
⑥ 鍋にbを入れて煮立たせ、cを回し入れてとろみを付ける。
⑦ 器に⑤を切り分けて盛り、⑥をかけて供す。

香川式四群点数法による栄養価 《1.24点　99kcal/人分》

材料名	使用量 g・ml	塩分 g	2群	3群 野菜類	4群 穀類	4群 油脂類	4群 砂糖他
木綿豆腐	50		0.45				
からすがれい（皮、骨なし）	20	0.06	0.24				
干ししいたけ	0.3			0.01			
鶏卵卵黄	3		0.14				
a しょうが	1.5			0.01			
うすくちしょうゆ	2	0.32					0.01
塩	0.2	0.20					
調合油	3					0.33	
b だし汁	15		－				
上白糖	0.45						0.02
うすくちしょうゆ	0.75	0.12					0.01
合成清酒	0.3						－
c 片栗粉	0.5				0.02		
水	1						
小計		0.70	0.83	0.02	0.02	0.33	0.04

3　主菜

(4) 豆腐料理　　吹き寄せまんじゅう

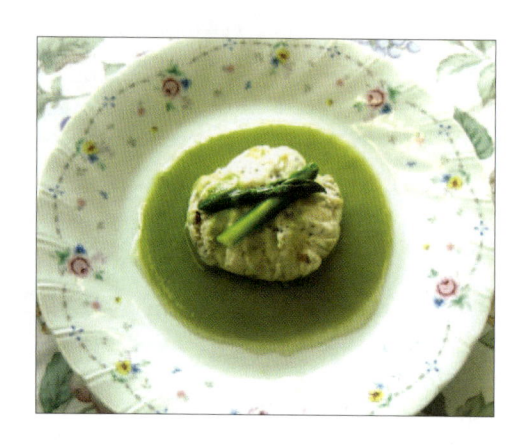

作り方

① 木綿豆腐は、余分な水気を十分切る。
② からすがれいと殻と背わたを除いたブラックタイガーをフードプロセッサーに入れ、均一になるまで撹拌する。
③ ながいもは、厚さ1cmの輪切りにして器に並べ、蒸気の上がった蒸し器に入れて強火で10～15分蒸してから裏ごしする。
④ 生しいたけは、みじん切りにする。
⑤ ボールに①～③、卵白、脱脂粉乳、aを入れて混ぜ合わせ、ラップで茶巾絞りのようにゆるめに包んで成形し、輪ゴムでとめる。つまようじで2～3箇所穴をあけてから器に並べ、蒸気の上がった蒸し器に入れて、強火で10分蒸す。
⑥ アスパラガスは軸の硬い部分の皮は除き、長さ2.5cmに切った後、沸騰湯で軟らかくなるまで茹でる。
⑦ ミキサーにグリーンピースとbを入れて均一になるまで撹拌した後、鍋に移してごく弱火で加熱し（鮮やかな緑色を保つため）、煮立ったらcを回し入れてとろみを付ける。
⑧ 器に⑦のソースを敷いて⑤を盛り、アスパラガスを天盛りにして供す。

香川式四群点数法による栄養価 《1.17点　94kcal/人分》

材料名	使用量 g・ml	塩分 g	1群	2群	3群 野菜類	3群 芋類	4群 穀類	4群 砂糖他
木綿豆腐	35			0.32				
からすがれい（皮、骨なし）	16	0.05		0.19				
ブラックタイガー	10	0.06		0.11				
ながいも	16					0.13		
生しいたけ	6				0.01			
鶏卵卵白	4		0.02					
脱脂粉乳	3		0.14					
a　うすくちしょうゆ	1.3	0.21						0.01
塩	0.1	0.10						
上白糖	1							0.05
グリーンアスパラガス	15				0.04			
グリーンピース	8				0.09			
b　だし汁	8			−				
うすくちしょうゆ	1.2	0.19						0.01
本みりん	1.2							0.03
c　片栗粉	0.5						0.02	
水	1							
小計		0.61	0.16	0.62	0.14	0.13	0.02	0.10

3 主菜

(4) 豆腐料理　和風豆腐グラタン

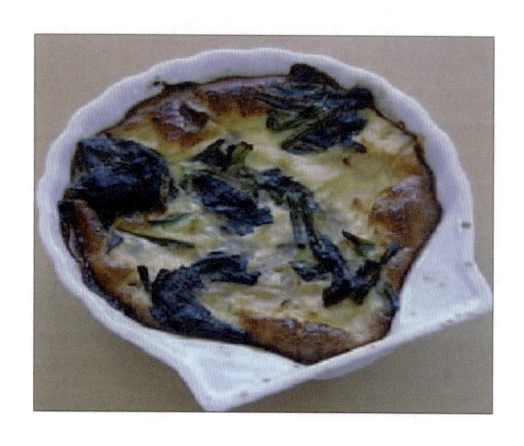

作り方

① オーブンは、240℃に加熱しておく。
② 絹ごし豆腐は1cm角に切り、余分な水気を十分切る。
③ たまねぎと生しいたけは1cm角に切り、沸騰湯で軟らかくなるまで茹でる。
④ ほうれんそうは沸騰湯でやや軟らかめに茹でて長さ1.5cmに切り、水気を十分切る。
⑤ ボールに②、③、aを入れて混ぜ合わせ、耐熱皿に盛る。
⑥ bは、ボールに合わせておく。
⑦ ⑤の上に④を飾って⑥をかけ、オーブンに入れて240℃で1分焼き、次に200℃で15～18分焼く。

⑦ドバイス

豆腐やみそなどの和風素材を用いて、あっさりとした味に仕上げました。野菜は下茹ですることで、軟らかく仕上がります。

香川式四群点数法による栄養価《1.50点　120kcal/人分》

材料名	使用量 g・ml	塩分 g	1群	2群	3群 野菜類	4群 油脂類	4群 砂糖他
絹ごし豆腐	60			0.43			
たまねぎ	20				0.09		
ほうれんそう	20				0.05		
生しいたけ	10				0.02		
a 淡色辛みそ	5	0.63					0.13
合成清酒	2						0.03
ごま油	2					0.22	
塩	0.2	0.20					
b 普通牛乳	20		0.17				
鶏卵	20		0.36				
塩	0.2	0.20					
小計		1.03	0.53	0.43	0.16	0.22	0.16

4 副　菜

> 副菜は、無機質、ビタミン、食物繊維などの供給源として重要です。
>
> 主に野菜や芋で作る料理ですが、
> うま味を添えるためにたんぱく質を多く含む食品とほどよく組み合わせています。
>
> 和え物・酢の物、煮物、炒め煮・炒め物、
> 蒸し物、揚げ煮・揚げ物、焼き物などを
> 咀嚼（そしゃく）・嚥下（えんげ）しやすいように工夫しています。
>
> 毎食2品程度（この2品には汁物も含みます）は、欠かさず揃えたいものです。

4 副菜

各料理の1人分あたりの栄養成分値

ページ	献立名	エネルギー kcal	たんぱく質 g	脂質 g	炭水化物 g	ナトリウム mg	カリウム mg	カルシウム mg	マグネシウム mg	リン mg	鉄 mg	亜鉛 mg	銅 mg	マンガン mg
94	おからポテトサラダ	123	3.0	8.8	8.0	244	207	20	14	48	0.4	0.3	0.06	0.08
96	オクラとながいものり和え	23	1.4	0.1	4.7	241	152	25	18	28	0.3	0.2	0.05	0.13
97	お麩の酢味噌和え	54	2.8	0.6	9.2	412	78	14	10	27	0.6	0.3	0.07	0.09
98	かぼちゃの黄身酢和え	80	2.5	1.3	14.8	123	345	21	21	61	0.7	0.5	0.06	0.12
99	キャベツの黄身酢和え	35	1.1	0.8	5.8	172	124	26	9	31	0.3	0.2	0.04	0.08
100	キャベツのごま酢和え	46	1.7	2.3	5.7	178	146	71	25	45	0.6	0.4	0.10	0.17
101	切り干し大根のごま酢和え	83	1.9	2.7	14.0	339	405	120	39	57	1.5	0.6	0.11	0.20
102	小松菜のふわふわ和え	41	2.6	1.6	4.8	272	289	118	18	53	1.8	0.3	0.08	0.13
103	さっぱりかぼちゃ	75	1.9	0.2	16.6	287	332	22	22	46	0.5	0.3	0.06	0.16
104	とうがんの酢味噌和え	59	2.3	2.0	8.3	261	178	38	18	38	0.8	0.3	0.05	0.10
105	白菜なます～冬バージョン～	53	1.6	1.7	8.0	126	166	45	15	38	0.4	0.3	0.05	0.15
106	ひじきとたたきれんこんの梅和え	47	1.0	0.1	11.0	234	265	39	16	34	1.1	0.2	0.04	0.23
107	浸しなす	21	0.9	0.1	4.5	228	128	10	11	22	0.2	0.1	0.03	0.13
108	ほうれんそうとたたきながいもの酢の物	49	2.0	0.4	10.4	283	513	30	41	42	1.2	0.5	0.09	0.18
109	みぞれ和え	27	1.1	0.3	5.3	219	175	21	10	21	0.2	0.1	0.03	0.04
110	さといも団子のあんかけ	69	1.9	0.3	14.6	301	214	18	15	46	0.4	0.3	0.07	0.29
112	大根と平天のやわらか煮	57	2.9	0.8	9.1	389	182	29	11	30	0.3	0.1	0.03	0.04
113	ながいものあっさり煮	60	2.4	0.2	10.9	340	241	26	12	25	0.3	0.2	0.06	0.03
114	白菜とかにかまのトロミ煮	48	2.2	1.7	6.7	294	181	39	11	37	0.3	0.2	0.03	0.08
115	炒めなます	75	1.7	2.6	12.2	320	273	25	16	55	0.4	0.3	0.07	0.41
116	大根マーボー	117	4.4	5.6	11.1	473	269	28	20	64	0.7	0.5	0.07	0.18
117	なすの炒め煮	37	0.9	1.6	4.7	228	128	10	11	22	0.2	0.1	0.03	0.13
118	人参とたけのこのさっぱり炒め	28	1.0	1.1	3.9	165	98	12	4	19	0.2	0.2	0.02	0.20
119	ピーマンとくずきりの炒め煮	140	2.5	5.0	19.9	262	94	7	8	32	0.4	0.2	0.06	0.08
120	おから団子	57	3.7	0.8	8.5	305	276	43	20	55	0.7	0.3	0.05	0.11
121	かぼちゃの茶碗蒸し	77	3.5	2.2	10.5	272	258	18	16	60	0.6	0.4	0.05	0.07
122	里芋シューマイ	127	5.0	0.5	18.4	150	244	20	16	60	0.4	0.3	0.07	0.16
123	揚げなすのみどり和え	69	1.2	3.7	8.0	126	182	17	15	31	0.3	0.2	0.06	0.14
124	さといもコロッケ	211	4.1	14.0	16.2	459	343	15	17	56	0.6	0.6	0.11	0.14
125	ひじきとえびのコロッケ	275	7.5	16.3	24.0	550	426	58	39	107	1.7	0.7	0.17	0.26
127	れんこん団子	111	2.2	1.5	22.3	416	319	18	16	67	0.5	0.3	0.07	0.51
128	れんこんつくね揚げ	99	2.1	5.8	10.1	267	200	13	10	46	0.4	0.3	0.05	0.24
129	れんこんまんじゅう	77	1.3	4.1	8.6	189	109	12	7	23	0.3	0.1	0.03	0.13
130	かぼちゃのお焼き	104	2.1	3.4	16.5	139	296	11	17	46	0.4	0.3	0.05	0.08
131	焼きなす	18	1.1	0.1	3.9	285	165	13	15	27	0.3	0.2	0.04	0.35

| ビタミン ||||||||||| コレステロール | 食物繊維総量 | 食塩相当量 |
| A レチノール当量 | D | α トコフェロール | K | B₁ | B₂ | ナイアシン | B₆ | B₁₂ | 葉酸 | パントテン酸 | C | | | |
μg	μg	mg	μg	mg	mg	mg	mg	μg	μg	mg	mg	mg	g	g
47	0.1	1.9	15	0.06	0.06	0.6	0.08	0.1	12	0.33	13	22	1.7	0.6
30	0.0	0.3	17	0.04	0.05	0.4	0.05	0.5	40	0.20	5	0	1.4	0.6
11	0.0	0.1	7	0.02	0.02	0.4	0.02	0.0	7	0.10	3	0	0.8	0.8
436	0.2	3.7	48	0.08	0.11	1.1	0.19	0.1	71	0.73	50	42	3.0	0.6
24	0.1	0.2	39	0.03	0.03	0.1	0.06	0.1	39	0.25	19	28	0.9	0.5
7	0.0	0.1	38	0.04	0.03	0.4	0.08	0.0	43	0.19	19	0	1.4	0.4
280	0.0	0.2	1	0.09	0.04	0.9	0.08	0.0	20	0.26	1	0	3.1	0.8
260	0.0	0.6	105	0.06	0.08	0.8	0.09	0.0	60	0.19	20	2	1.3	0.7
177	0.0	2.7	22	0.06	0.08	1.0	0.19	0.0	38	0.43	33	0	2.6	0.7
9	0.0	0.2	13	0.02	0.03	0.4	0.03	0.0	21	0.13	21	0	1.5	0.7
9	0.0	0.2	44	0.03	0.02	0.4	0.07	0.0	41	0.21	14	0	1.0	0.3
120	0.0	0.3	24	0.04	0.03	0.5	0.07	0.0	30	0.34	17	0	1.7	0.6
4	0.0	0.2	5	0.03	0.03	0.3	0.03	0.0	17	0.19	2	1	1.1	0.6
350	0.2	1.1	135	0.10	0.12	1.1	0.11	0.0	110	0.37	13	0	2.1	0.7
4	0.1	0.1	5	0.02	0.02	0.4	0.04	0.1	24	0.12	9	1	0.9	0.5
4	0.2	0.3	1	0.05	0.04	0.8	0.09	0.0	17	0.30	3	1	1.3	0.8
0	0.2	0.1	0	0.03	0.03	0.3	0.04	0.2	25	0.09	8	4	0.9	1.0
12	0.1	0.3	6	0.06	0.02	0.5	0.05	0.1	10	0.32	5	2	0.6	0.9
7	0.4	0.4	38	0.03	0.05	0.7	0.07	0.1	41	0.29	12	2	1.4	0.7
68	0.2	0.6	4	0.07	0.04	0.7	0.08	0.0	16	0.57	23	0	1.6	0.8
16	0.0	0.6	15	0.14	0.06	1.1	0.15	0.0	36	0.28	10	11	1.6	1.1
4	0.0	0.2	5	0.03	0.03	0.3	0.03	0.0	17	0.19	2	1	1.1	0.6
170	0.0	0.5	3	0.02	0.02	0.2	0.06	0.0	16	0.13	1	0	1.3	0.4
13	0.0	0.9	8	0.08	0.04	1.0	0.10	0.0	12	0.18	25	6	0.9	0.7
2	1.3	0.3	3	0.05	0.06	0.7	0.06	0.4	12	0.26	2	7	3.1	0.7
195	0.4	2.7	15	0.05	0.13	0.8	0.13	0.2	30	0.61	22	84	1.8	0.7
6	2.0	0.6	3	0.05	0.07	0.8	0.10	0.5	18	0.42	6	11	1.2	0.9
10	0.0	0.7	19	0.04	0.04	0.4	0.05	0.0	25	0.29	5	1	1.6	0.3
5	0.1	1.8	21	0.06	0.05	1.2	0.16	0.2	18	0.42	11	18	1.3	1.1
118	0.1	2.4	34	0.09	0.08	1.2	0.22	0.2	40	0.46	5	51	2.8	1.2
8	0.1	0.6	4	0.08	0.03	0.4	0.08	0.0	15	0.67	30	14	1.3	1.1
13	0.1	1.0	9	0.05	0.05	0.5	0.06	0.1	11	0.47	19	29	0.7	0.7
27	0.0	0.7	23	0.02	0.03	0.4	0.05	0.1	10	0.18	6	0	0.6	0.5
199	0.0	3.3	20	0.07	0.06	1.3	0.15	0.0	28	0.42	29	2	2.3	0.3
5	0.0	0.2	6	0.03	0.04	0.4	0.05	0.0	21	0.23	3	1	1.4	0.7

4 副菜

(1) 和え物・酢の物

おからポテトサラダ

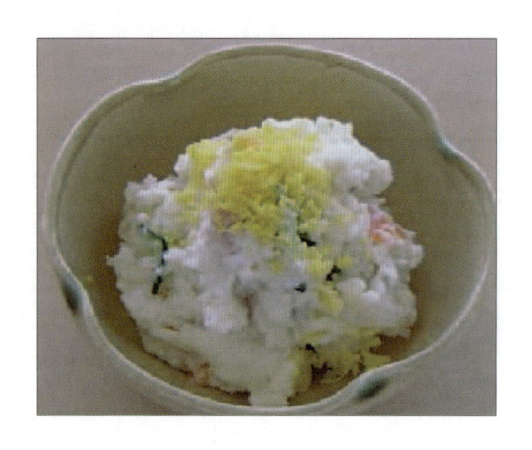

㋐ドバイス

ポテトサラダにおからを加えてみました。口あたりをよくするために牛乳を、彩りや味をよくするためにロースハムとゆで卵を加え、黄身を天盛りにしました。

作り方

① じゃがいもは、2cm角に切って水に浸ける。鍋にじゃがいもとじゃがいもがかぶるくらいの水を入れ、中火でややつぶれる程度に茹でた後、湯を捨て、再び弱火で加熱して余分な水分を除く。
② ①を熱いうちにマッシャーなどで粒がなくなる程度までつぶす。
③ きゅうり（皮を一部除いても良い）は縦4等分に切って種を除いた後、薄切りにする。塩もみ用の塩で軽くもんで水洗いし、水気を十分切る。
④ にんじんは0.5cm角の薄切りにし、軟らかくなるまで水から中火で茹でて、水気を十分切る。
⑤ 小鍋に卵と卵がかぶるくらいの水を入れ、蓋をして中火で加熱する。沸騰したら弱火にして約10分茹でた後、急冷して殻を除く。白身と黄身に分け、白身はみじん切りに、黄身は裏ごす。
⑥ ハムは、1cmの色紙切りにする。
⑦ ボールにaを入れて混ぜ合わせ、食べる直前に②〜④、⑤の白身、⑥を加えて和える。
⑧ 器に⑦を盛り、⑤の黄身を天盛りにして供す。

香川式四群点数法による栄養価 《1.52点　122kcal/人分》

材料名	使用量 g・ml	塩分 g	1群	2群	3群 野菜類	3群 芋類	4群 油脂類	4群 砂糖他
じゃがいも	30					0.27		
きゅうり	7				0.01			
塩（塩もみ用）	0.07	0.04*						
にんじん	2.5				0.01			
鶏卵卵白（ゆで）	8		0.05					
鶏卵卵黄（ゆで）	1		0.05					
ロースハム	2.5	0.06		0.06				
a ／おから	10			0.11				
マヨネーズ	10	0.18					0.91	
普通牛乳	5		0.04					
米酢	2							0.01
塩	0.3	0.30						
＼こしょう	0.01							−
小計		0.58	0.14	0.17	0.02	0.27	0.91	0.01

＊吸塩率50％　参考図書：調理のためのベーシックデータ，女子栄養大学出版部，2002

4　副菜

(1) 和え物・酢の物　オクラとながいものり和え

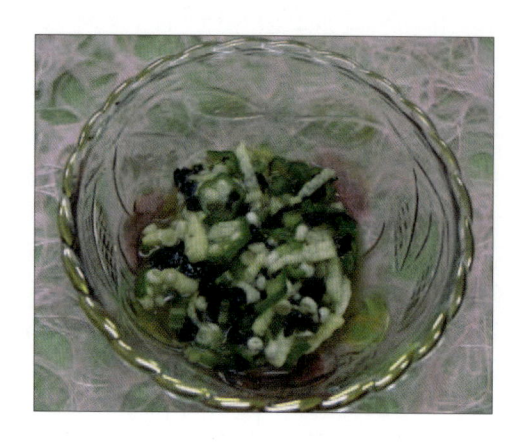

作り方

① オクラは0.3cm厚さの小口切りにし、沸騰湯で軟らかくなるまで茹でて急冷し、ザルにとって水気を十分切る。
② ながいもは、0.5cm×2cmの短冊切りにする。
③ ボールにaを入れて混ぜ合わせ、食べる直前に①、②ともみのりを加えて和え、器に盛る。

⑦ドバイス

オクラは、軟らかくなるまで下茹でします。

香川式四群点数法による栄養価《0.30点　24kcal/人分》

材料名	使用量 g・ml	塩分 g	3群 野菜類 海藻類	4群 芋類	4群 砂糖他
オクラ	20		0.07		
ながいも	15			0.13	
もみのり	0.8	0.01	0.02		
a こいくちしょうゆ	4	0.58			0.04
本みりん	1				0.03
わさび（練り）	0.3	0.02			0.01
小計		0.61	0.09	0.13	0.08

4 副菜

(1) 和え物・酢の物

お麩の酢味噌和え

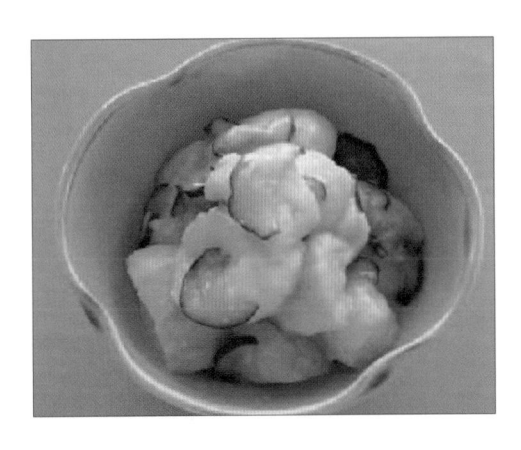

作り方

① 焼き麩は水に浸けて膨潤させた後、水気を十分切る。
② きゅうり（皮を一部除いても良い）は、縦半分に切ってから2cmの斜め薄切りにする。塩もみ用の塩で軽くもんで水洗いし、水気を十分切る。
③ ボールにaを入れて混ぜ合わせ、食べる直前に①と②を加えて和え、器に盛る。

アドバイス

お麩の新しい食べ方です。白みそを用いて酢味噌仕立てにしました。

香川式四群点数法による栄養価 《0.70点　56kcal/人分》

材料名	使用量 g・ml	塩分 g	3群 野菜類	4群 穀類	4群 砂糖他
焼き麩	6			0.29	
きゅうり	20		0.04		
塩（塩もみ用）	0.5	0.25*			
a 白みそ	8	0.49			0.23
米酢	6				0.04
上白糖	1.6				0.08
からし（練り）	0.5				0.02
小計		0.74	0.04	0.29	0.37

＊吸塩率50%　参考図書：調理のためのベーシックデータ，女子栄養大学出版部，2002

4　副菜

(1) 和え物・酢の物　かぼちゃの黄身酢和え

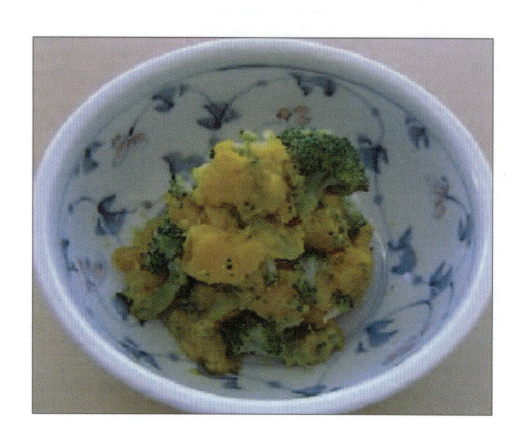

作り方

① かぼちゃは種とわたと皮を除き、2cm角に切る。鍋にかぼちゃとかぼちゃがかぶるくらいの水を入れ、竹串がすっと抵抗なく通るようになるまで中火で茹でる。湯を捨て、再び弱火で加熱して余分な水気を除く。

② ブロッコリーは一口大の小房にわけ、茎は硬いところを除いて1cm×2cmの短冊切りにする。これらを沸騰湯で軟らかくなるまで茹でて急冷し、ザルにとって水気を十分切る。

③ aを陶器に入れて混ぜ合わせ、ラップをして電子レンジ600Wで30秒加熱する。いったん取り出してかき混ぜ、さらに30秒加熱してクリーム状にする。

④ ボールに①と③を入れて混ぜ、②を加えて軽く混ぜた後、器に盛る。

アドバイス

かぼちゃとブロッコリーを用いたカロテンたっぷりの和え物です。ブロッコリーは最後に入れ、混ぜ過ぎないことがポイントです。

香川式四群点数法による栄養価 《0.98点　78kcal/人分》

材料名	使用量 g・ml	塩分 g	1群	3群 野菜類	4群 穀類	4群 砂糖他
かぼちゃ	60			0.67		
ブロッコリー	20			0.08		
a　だし汁	5					
米酢	4					0.02
鶏卵卵黄	3		0.14			
本みりん	1					0.03
上白糖	0.6					0.03
塩	0.6	0.60				
片栗粉	0.3				0.01	
小計		0.60	0.14	0.75	0.01	0.08

4 副菜

(1) 和え物・酢の物

キャベツの黄身酢和え

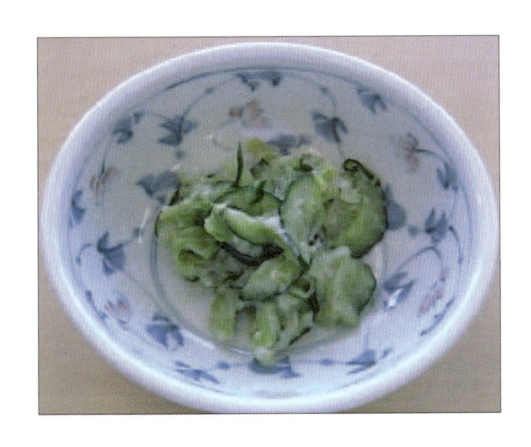

作り方

① キャベツは1cm×2cmの短冊切りにし、温湯に入れて、軟らかくなるまで中火で茹でる。

② きゅうり（皮を一部除いても良い）は、縦半分に切ってから長さ2.5cmの斜め薄切りにする。塩もみ用の塩で軽くもんで水洗いし、水気を十分切る。

③ aを陶器に入れて混ぜ合わせ、ラップをして電子レンジ600Wで30秒加熱する。いったん取り出してかき混ぜ、さらに30秒加熱してクリーム状にする。

④ ボールに③を移して酢を加え、食べる直前に①と②の水気を十分切って加えて和え、器に盛る。

アドバイス

淡白なキャベツときゅうりを用いたため、味は濃い目にしています。

香川式四群点数法による栄養価 《0.43点　34kcal/人分》

材料名	使用量 g・ml	塩分 g	1群	3群 野菜類	4群 穀類	4群 砂糖他
キャベツ	40			0.11		
きゅうり	20			0.04		
塩（塩もみ用）	0.25	0.13*				
a だし汁	5					
鶏卵卵黄	2		0.10			
本みりん	2					0.06
上白糖	1.5					0.07
片栗粉	0.3				0.01	
食塩	0.4	0.40				
米酢	7					0.04
小計		0.53	0.10	0.15	0.01	0.17

＊吸塩率50%　参考図書：調理のためのベーシックデータ，女子栄養大学出版部，2002

4　副菜

(1) 和え物・酢の物　キャベツのごま酢和え

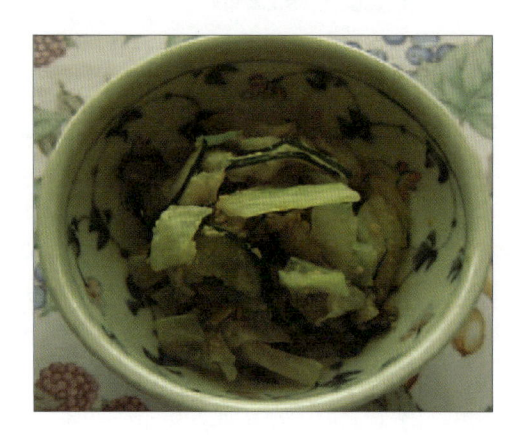

作り方

① キャベツは1cm×2cmの短冊切りにし、温湯に入れて、軟らかくなるまで中火で茹でる。

② きゅうりは皮をすべて除き、縦半分に切ってから長さ2.5cmの斜め薄切りにする。塩もみ用の塩で軽くもんで水洗いし、水気を十分切る。

③ ボールにaを入れて混ぜ合わせ、食べる直前に①と②の水気を十分切って加えて和え、器に盛る。

香川式四群点数法による栄養価《0.59点　47kcal/人分》

材料名		使用量 g・ml	塩分 g	3群 野菜類	4群 油脂類	4群 砂糖他
キャベツ		40		0.11		
きゅうり		20		0.04		
塩（塩もみ用）		0.2	0.10*			
a	すりごま（白）	4			0.31	
	上白糖	1.8				0.09
	こいくちしょうゆ	2.4	0.35			0.02
	米酢	2.8				0.02
	小計		0.45	0.15	0.31	0.13

＊吸塩率50%　参考図書：調理のためのベーシックデータ，女子栄養大学出版部，2002

4 副菜

(1) 和え物・酢の物　切り干し大根のごま酢和え

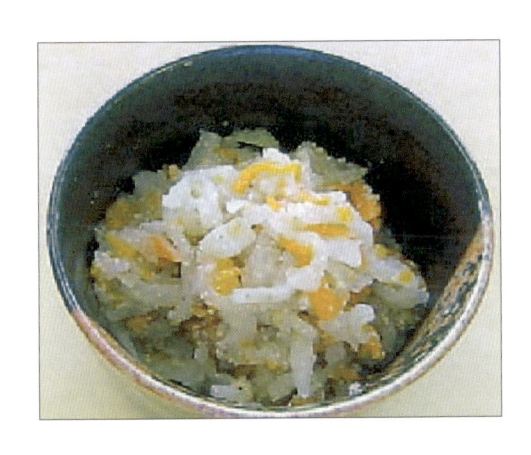

作り方

① 切り干し大根は水に2時間浸漬後、軟らかくなるまで水から茹で、長さ2.5cmに切ってから水気を十分切る。
② にんじんは長さ2.5cmの線切りにし、軟らかくなるまで水から中火で茹でて水気を十分切る。
③ ボールにaを入れて混ぜ合わせ、食べる直前に①と②を加えて和え、器に盛る。

㋐ドバイス

にんじんと大根は、食べやすい長さ（約2.5cm）に切り揃えて軟らかくなるまで茹で、酸味を抑えたごま酢で和えています。

香川式四群点数法による栄養価 《1.03点　82kcal/人分》

材料名	使用量 g・ml	塩分 g	3群 野菜類	4群 油脂類	4群 砂糖他
切り干し大根	10		0.34		
にんじん	20		0.09		
a すりごま（白）	5			0.36	
上白糖	4				0.19
塩	0.3	0.30			
うすくちしょうゆ	3	0.48			0.02
米酢	5				0.03
小計		0.78	0.43	0.36	0.24

101

4 副菜

(1) 和え物・酢の物

小松菜のふわふわ和え

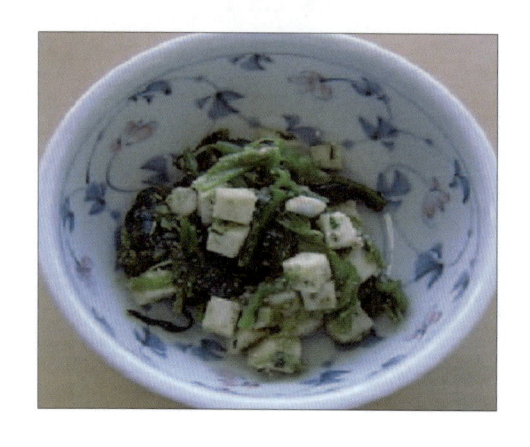

作り方

① 小松菜は、茎を長さ1.5cmに、葉を長さ2cmに切る。沸騰湯に茎から入れて茹で、ひと煮立ちしたら葉を加え、軟らかくなるまでさらに茹でて急冷し、ザルにとって水気を十分切る。

② はんぺんは厚さ0.5cmにした後、1cm角に切る。

③ ボールにaを入れて混ぜ合わせ、食べる直前に①と②を加えて和え、器に盛る。

㋐ドバイス

はんぺんと小松菜がからみやすいように、小松菜の茎を軟らかく茹でるのがポイントです。

香川式四群点数法による栄養価 《0.53点　42kcal/人分》

材料名	使用量 g・ml	塩分 g	2群	3群 野菜類	4群 油脂類	4群 砂糖他
小松菜	50			0.09		
はんぺん	10	0.15	0.12			
a すりごま（白）	2.5				0.19	
めんつゆ（3倍希釈）	4	0.40				0.05
上白糖	1					0.05
淡色辛みそ	1	0.13				0.03
小計		0.68	0.12	0.09	0.19	0.13

4 副菜

(1) 和え物・酢の物

さっぱりかぼちゃ

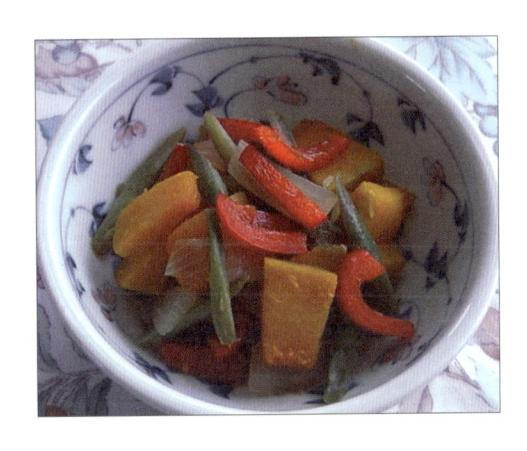

作り方

① かぼちゃは種とわたと皮を除いて1.5cmの色紙切りに、たまねぎとパプリカは0.5cm×2cmの短冊切りにする。さやいんげんは、長さ1.5cmの斜め切りにする。
② ボールにaを入れて混ぜ合わせ、2等分して2つのボールに分ける。
③ 陶器にかぼちゃを並べ、ラップをして電子レンジ600Wで約2分加熱した後、熱いうちに②のボールの片方に浸ける。
④ たまねぎ、さやいんげん、パプリカは、沸騰湯で軟らかくなるまで茹で、水気を十分切った後、熱いうちに②のもう一方のボールに浸ける。
⑤ ③と④の材料に、味が染み込んだら両者を混ぜ合わせ、器に盛る。

⑦ドバイス
酸味を効かせて、さっぱりした味付けにしました。

香川式四群点数法による栄養価 《0.93点　74kcal/人分》

材料名	使用量 g・ml	塩分 g	3群 野菜類	4群 砂糖他
かぼちゃ	50		0.56	
たまねぎ	25		0.11	
さやいんげん	15		0.04	
パプリカ（赤）	5		0.02	
a　だし汁	10			
こいくちしょうゆ	5	0.73		0.05
上白糖	1			0.05
米酢	5			0.03
本みりん	2.5			0.07
小計		0.73	0.73	0.20

4　副菜

(1) 和え物・酢の物

とうがんの酢味噌和え

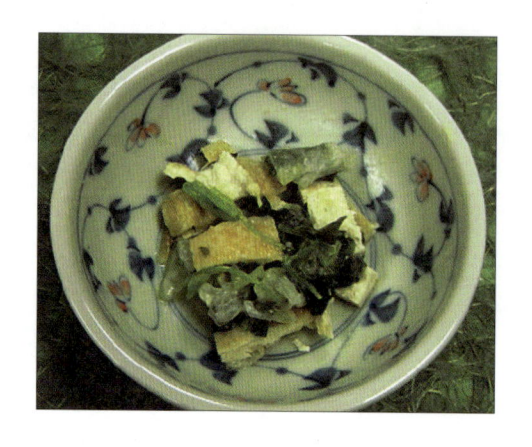

作り方

① とうがんは種とわたと皮を除き、1cm×2.5cmの短冊切りにして沸騰湯で半透明になるまで茹でて、冷水にとる。
② みつばは長さ2.5cmに切り、沸騰湯でさっと茹でて急冷する。
③ 油揚げは、1cm×2.5cmの短冊切りにした後、沸騰湯で約3分茹で、ザルにとって水気を十分切る。
④ カットわかめは、温湯に軟らかくなるまで浸ける。
⑤ 鍋にaを入れ、弱火で砂糖が溶ける程度に加熱後、室温（約25℃）に冷ます。
⑥ ボールに⑤を移し、食べる直前に①～④の水気を十分切って加えて和え、器に盛る。

⑦ドバイス

とうがんを、酢味噌和えに用いてみました。

香川式四群点数法による栄養価《0.77点　62kcal／人分》

材料名	使用量 g・ml	塩分 g	2群	3群 野菜類 海藻類	4群 砂糖他
とうがん	50			0.10	
根みつば	5			0.01	
油揚げ	5		0.24		
カットわかめ	0.3	0.07		0.01	
a 甘みそ	10	0.61			0.29
米酢	3				0.02
上白糖	2				0.10
小計		0.68	0.24	0.12	0.41

4 副菜

(1) 和え物・酢の物　白菜なます～冬バージョン～

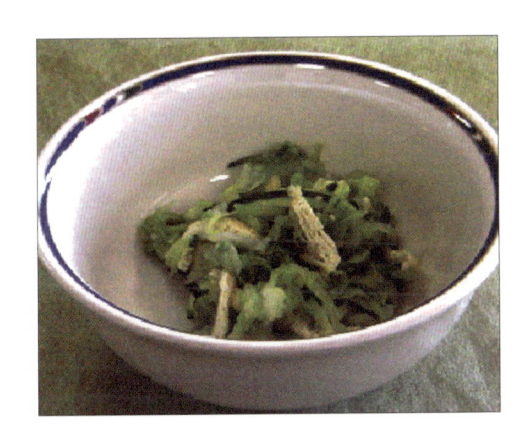

作り方

① はくさいは硬い部分は削ぎ切りにし、葉の部分と一緒に長さ2.5cmの線切りにして、軟らかくなるまで水から中火で茹でる。
② きゅうり（皮を一部除いても良い）は、長さ2.5cmの薄切りにしてから線切りにし、塩もみ用の塩で軽くもむ。
③ 油揚げは長さ2.5cmの線切りにした後、沸騰湯で約3分茹で、ザルにとって水気を十分切る。
④ ①と②は別々に水洗いし、水気を十分切る。
⑤ ボールにaを入れて混ぜ合わせ、食べる直前に③と④を加えて和え、器に盛る。

アドバイス

はくさいは、硬い部分は削ぎ切りにしてから薄切りに。油揚げは、長めに茹でて軟らかく。

香川式四群点数法による栄養価 《0.67点　54kcal/人分》

材料名	使用量 g・ml	塩分 g	2群	3群 野菜類	4群 砂糖他
はくさい	60			0.11	
きゅうり	15			0.03	
塩（塩もみ用）	0.15	0.08*			
油揚げ	5		0.24		
a　米酢	8				0.05
上白糖	5				0.24
塩	0.23	0.23			
小計		0.31	0.24	0.14	0.29

＊吸塩率50%　参考図書：調理のためのベーシックデータ，女子栄養大学出版部，2002

4 副菜

(1) 和え物・酢の物　ひじきとたたきれんこんの梅和え

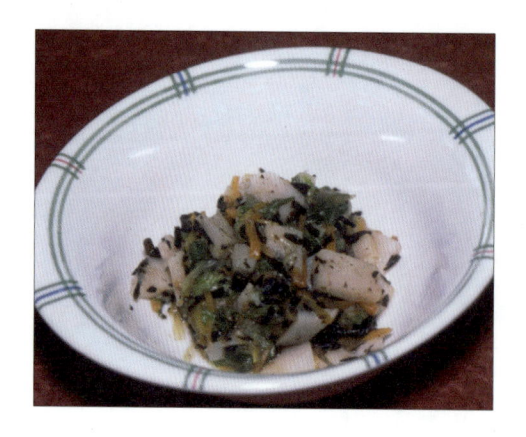

作り方

① ひじきは水で戻して長さ１cmに切り、軟らかくなるまで水から中火で茹でて水気を十分切る。

② れんこんは１cm×２cmの短冊切りにし、３％の酢水に浸けて褐変を防止する。鍋に新しく作った３％の酢水とれんこんを入れ、軟らかくなるまで中火で茹でて水気を十分切った後、ラップに包んですりこぎで軽くたたく。

③ にんじんは、1.5cmの線切りにする。しろなは硬い部分は削ぎ切りにし、葉の部分と一緒に１cm×２cmの短冊切りにする。にんじんとしろなは別々に、軟らかくなるまで水から中火で茹でて水気を十分切る。

④ aは、ボールに合わせておく。

⑤ 食べる直前に、④に①〜③を加えて和え、器に盛る。

アドバイス

野菜80gを、無理なく摂取することができます。ねり梅に砂糖とみりんを加えることで、こくと甘味が付きます。

香川式四群点数法による栄養価《0.49点　39kcal/人分》

材料名		使用量 g・ml	塩分 g	3群 野菜類 海藻類	4群 砂糖他
ひじき（乾）		1		0.01	
れんこん		20		0.17	
にんじん		15		0.07	
しろな		35		0.06	
a	ねり梅	4	0.40	0.02	
	こいくちしょうゆ	1.5	0.20		0.02
	本みりん	3			0.07
	上白糖	1.5			0.07
	小計		0.60	0.33	0.16

4 副菜

(1) 和え物・酢の物

浸しなす

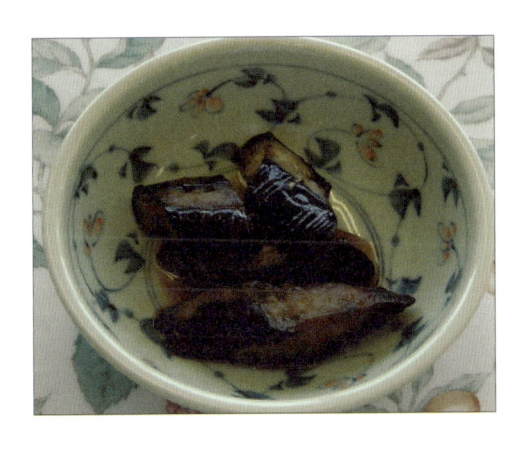

作り方

① なすの皮は縦じま模様に除き、表面に隠し包丁を入れて縦半分に切り、1.5cm×3cmの斜め切りにする。
② ①を沸騰湯で軟らかくなるまで茹でてザルにとり、水気を十分切る。
③ ボールにaを入れて混ぜ合わせ、②を加えて和え、味が染みたら器に盛る。

アドバイス

なすの皮が硬い場合は、全て取り除くと食べやすくなります。

香川式四群点数法による栄養価 《0.27点　22kcal／人分》

材料名		使用量 g・ml	塩分 g	3群 野菜類	4群 砂糖他
なす		50		0.14	
a	だし汁	10			
	こいくちしょうゆ	4	0.58		0.04
	合成清酒	1			0.01
	本みりん	1			0.03
	上白糖	1			0.05
	しょうが汁	1		－	
	小計		0.58	0.14	0.13

4 副菜

(1) 和え物・酢の物　ほうれんそうとたたきながいもの酢の物

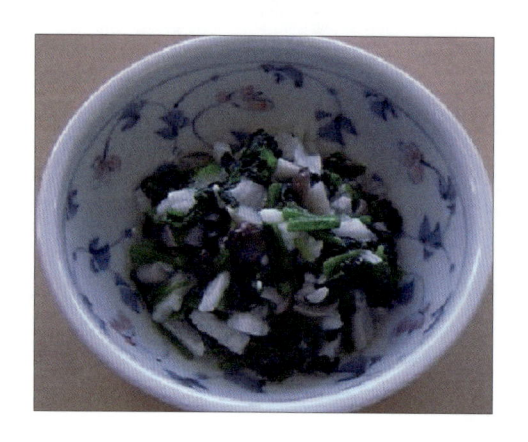

作り方

① ほうれんそうは、茎を長さ1.5cmに、葉を長さ2cmに切る。沸騰湯に茎から入れて茹で、ひと煮立ちしたら葉を加え、軟らかくなるまでさらに茹でて急冷し、ザルにとって水気を十分切る。
② ながいもは長さ3cm×1cm角の拍子木に切り、ラップに包んですりこぎで軽くたたく。
③ しめじは長さ2cmに切り、温湯で茹でて水気を十分切る。
④ ボールにaを入れて混ぜ合わせ、食べる直前に①～③を加えて和え、器に盛る。

⑦ドバイス

鉄分たっぷりのほうれんそうを長さ約2cmに切って軟らかく茹で、たたきながいもと和えて口当たりのよい酢の物に仕上げました。

香川式四群点数法による栄養価《0.65点　52kcal/人分》

材料名		使用量 g・ml	塩分 g	3群 野菜類	3群 芋類	4群 砂糖他
ほうれんそう		50		0.13		
ながいも		30			0.25	
ぶなしめじ		10		0.02		
a	米酢	10				0.06
	上白糖	4				0.19
	塩	0.7	0.70			
	うすくちしょうゆ	0.01				−
		小計	0.70	0.15	0.25	0.25

4 副菜

(1) 和え物・酢の物

みぞれ和え

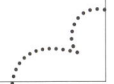

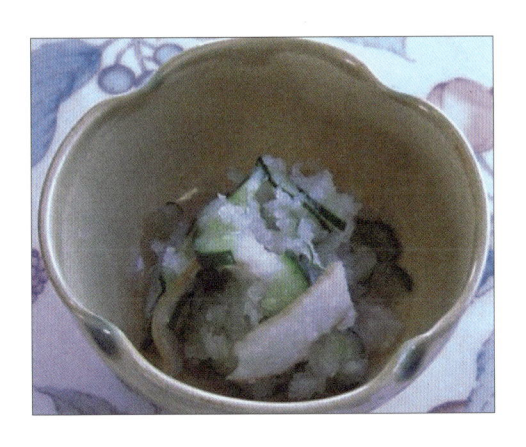

作り方

① だいこんはおろして、軽く握れる程度に水気を絞る。

② きゅうり（皮を一部除いても良い）は縦半分に切った後、長さ1.5cmの斜め薄切りにし、塩もみ用の塩で軽くもんで、水洗いした後水気を十分切る。ひら天は長さ1.5cmの薄切りにし、ラップに包んで電子レンジ600Wで約20秒加熱する。

③ ボールにaを入れて混ぜ合わせ、食べる直前に①と②を加えて和え、器に盛る。

㋐ドバイス

だし汁を使用することでうま味が加わり、食が進みます。

香川式四群点数法による栄養価 《0.34点　27kcal／人分》

材料名	使用量 g・ml	塩分 g	2群	3群 野菜類	4群 砂糖他
だいこん	60			0.14	
きゅうり	15			0.03	
塩（塩もみ用）	0.15	0.08*			
ひら天	5	0.09	0.08		
a 米酢	2				0.01
だし汁	2	−			
上白糖	1.5				0.07
塩	0.2	0.20			
うすくちしょうゆ	1	0.16			0.01
	小計	0.53	0.08	0.17	0.09

＊吸塩率50%　参考図書：調理のためのベーシックデータ，女子栄養大学出版部，2002

4 副菜

(2) 煮物　さといも団子のあんかけ

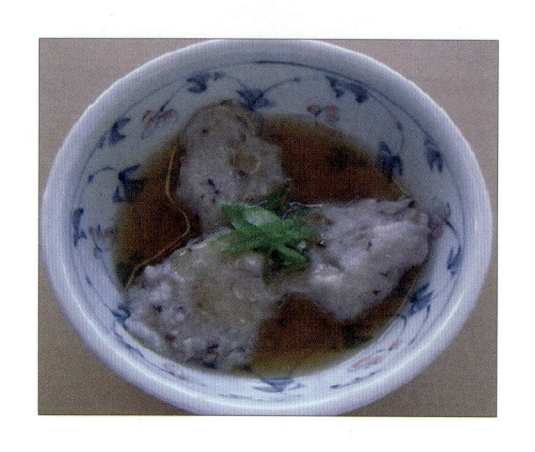

㋐ドバイス

軟らかく茹でたさといもに、煮含めた生しいたけと牛乳を加え、まろやかな団子をつくりました。彩りよくするためにさやいんげんを添え、のど越しよくするためにあんをかけました。

作り方

① さといもは解凍後、4等分に切る。鍋にaと共に入れて中火で加熱し、竹串が抵抗なくすっと通る程度に軟らかくなったら弱火にして煮含める。
② ①が熱いうちに、フォークなどで粒がなくなる程度までつぶす。
③ 生しいたけは0.3cm角に切り、鍋にbと共に入れ、弱火で汁がなくなるまで煮含める。
④ さやいんげんは筋を除き、長さ2cmの斜め薄切りにして沸騰湯で茹でて、盆ザルに広げて冷ます。
⑤ ②に③とcを加えて混ぜ合わせ、鍋に深さ5cm程度の沸騰湯を用意した中にスプーンで3等分したものを落とし、微沸騰が持続する程度の火力にして、約2分静かに茹でる。
⑥ 別鍋にdを入れて中火で煮立たせ、eを回し入れてとろみを付ける。
⑦ 器に⑤を盛って⑥をかけ、④を天盛りにして供す。

香川式四群点数法による栄養価 《0.77点　62kcal/人分》

材料名		使用量 g・ml	塩分 g	1群	3群 野菜類	3群 芋類	4群 穀類	4群 砂糖他
さといも（冷凍）		45				0.32		
a	だし汁	25〜40						
	本みりん	2						0.06
	うすくちしょうゆ	2	0.32					0.01
	上白糖	1						0.05
生しいたけ		10			0.02			
b	だし汁	20						
	こいくちしょうゆ	1	0.15					0.01
	本みりん	1						0.03
さやいんげん		2			0.01			
c	片栗粉	3.8					0.16	
	普通牛乳	5		0.04				
d	だし汁	20						
	こいくちしょうゆ	2	0.29					0.02
	合成清酒	1						0.01
e	片栗粉	0.8					0.03	
	水	1.5						
	小計		0.76	0.04	0.03	0.32	0.19	0.19

（注）だし汁は、作る分量に反比例して減量する。

4　副菜

(2) 煮物　大根と平天のやわらか煮

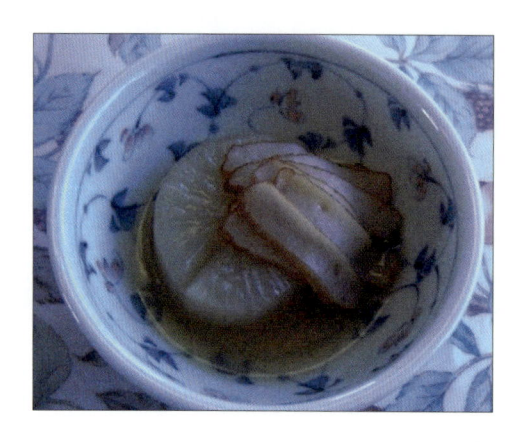

作り方

① だいこんは厚さ1.5cmの輪切りにした後、2〜4等分に切って面取りと隠し包丁をする。
② ひら天は、長さ2.5cmの薄切りにする。
③ 鍋にだいこんとだし汁を入れ、蓋（落し蓋も使用）をして中火で加熱し、だいこんに竹串がすっと抵抗なく通るようになるまで、中火〜弱火で加熱を継続する。
④ ③に②とaを加えて中火で加熱し、煮立ったら弱火にして15〜20分煮含めた後、bを回し入れてとろみを付け、器に煮汁と共に盛る。

アドバイス

だいこんは、だし汁で煮込んで軟らかくしてから味を調えます。

香川式四群点数法による栄養価 《0.69点　55kcal/人分》

材料名	使用量 g・ml	塩分 g	2群	3群 野菜類	4群 穀類	4群 砂糖他
だいこん	70			0.16		
だし汁	100〜120		−			
ひら天	20	0.37	0.33			
a　だし汁	30〜50		−			
本みりん	3					0.09
塩	0.3	0.30				
上白糖	0.3					0.01
こいくちしょうゆ	2	0.29				0.02
b　片栗粉	2				0.08	
水	4					
小計		0.96	0.33	0.16	0.08	0.12

（注）だし汁は、作る分量に反比例して減量する。

(2) 煮 物　ながいものあっさり煮

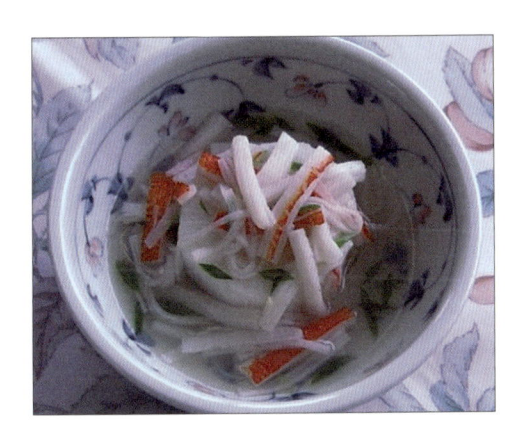

作り方

① ながいもは厚さ2cmの輪切り（または半月切り）に、かにかまは長さ3cmに切って手でほぐす。こねぎは、長さ2cmの斜め切りにする。
② 鍋にながいもとだし汁を入れて中火で加熱し、煮立ったら弱火で5～6分煮る。次にaを加え、ながいもに竹串がすっと抵抗なく通るようになるまでさらに5～10分煮る。
③ ②にかにかまとこねぎを加えて軽く混ぜ合わせ、煮立ったらbを回し入れてとろみを付けて器に盛る。

⑦ドバイス

冷やしても、おいしく食べられます。

香川式四群点数法による栄養価 《0.76点　61kcal/人分》

材料名	使用量 g・ml	塩分 g	2群	3群 野菜類	3群 芋類	4群 穀類	4群 砂糖他
ながいも	50				0.42		
かに風味かまぼこ	10	0.22	0.11				
こねぎ	5			0.02			
だし汁	80		−				
a 合成清酒	5						0.07
本みりん	2						0.06
塩	0.6	0.60					
うすくちしょうゆ	0.3	0.05					−
b 片栗粉	2					0.08	
水	4						
小計		0.87	0.11	0.02	0.42	0.08	0.13

（注）だし汁は、作る分量に反比例して減量する。

4 副菜

(2) 煮 物　白菜とかにかまのトロミ煮

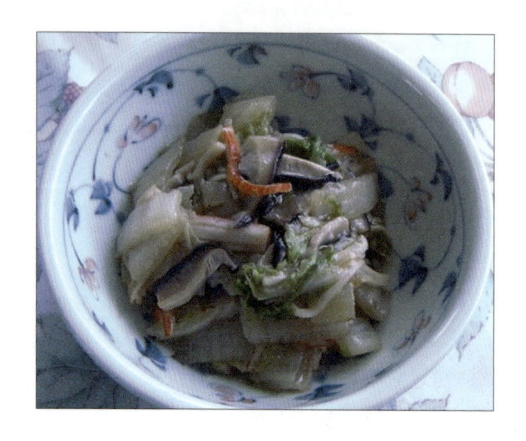

作り方

① はくさいは硬い部分と葉の部分に分け、硬い部分はさらに削ぎ切りにした後、それぞれを1cm×2cmの短冊切りにする。かにかまは、長さ2cmに切って手でほぐす。干ししいたけは、水で戻して長さ2cmの線切りにし、戻し汁に浸けておく。
② aは、ボールに合わせておく。
③ 温めたフライパンに油を入れてなじませ、はくさいを入れてしんなりするまで中火で炒め、次にかにかま、干ししいたけを加えて軽く炒める。さらに②を加えて、弱火で味が染み込むまで煮る。
④ ③をいったん中火で煮立たせ、bを回し入れてとろみを付けて器に盛る。

香川式四群点数法による栄養価《0.60点　48kcal/人分》

材料名	使用量 g・ml	塩分 g	2群	3群 野菜類	4群 穀類	4群 油脂類	4群 砂糖他
はくさい	60			0.11			
かに風味かまぼこ	10	0.22	0.11				
干ししいたけ	1.5			0.03			
a しいたけの戻し汁	30			−			
合成清酒	1.5						0.02
こいくちしょうゆ	2	0.29					0.02
塩	0.06	0.06					
こしょう	0.01						−
鶏がらスープの素	0.4	0.18					0.01
調合油	1.5					0.17	
b 片栗粉	3				0.13		
水	6						
	小計	0.75	0.11	0.14	0.13	0.17	0.05

(注) だし汁は、作る分量に反比例して減量する。

4 副菜

(3) 炒め煮・炒め物

炒めなます

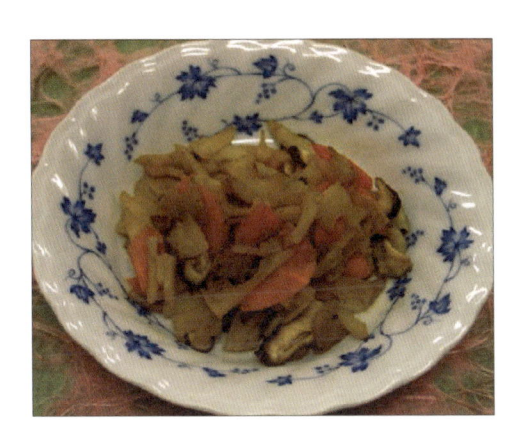

作り方

① れんこんは厚さ0.2cmのいちょう切りにし、3％の酢水に浸けて褐変を防止する。鍋に新しく作った3％の酢水とれんこんを入れ、軟らかくなるまで中火で茹でて水気を十分切る。
② にんじんも同様に切り、軟らかくなるまで水から中火で茹でて水気を十分切る。生しいたけは、薄切りにする。
③ aは、ボールに合わせておく。
④ 温めたフライパンに油を入れてなじませ、①を入れて弱火で炒める。
⑤ れんこんがしんなりしてきたら、②と③を加えて中火で加熱し、汁気がほとんどなくなったら、すりごまを加えて軽く混ぜて器に盛る。

アドバイス

れんこんとにんじんは、下茹でします。

香川式四群点数法による栄養価 《0.95点 76kcal/人分》

材料名	使用量 g・ml	塩分 g	3群 野菜類	4群 油脂類	4群 砂糖他
れんこん	45		0.38		
にんじん	10		0.05		
生しいたけ	10		0.02		
a 塩	0.2	0.20			
こいくちしょうゆ	4	0.58			0.04
米酢	3				0.02
上白糖	3				0.14
調合油	2			0.22	
すりごま（白）	1			0.08	
小計		0.78	0.45	0.30	0.20

4　副菜

(3) 炒め煮・炒め物

大根マーボー

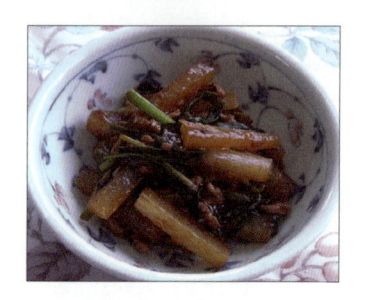

アドバイス
だいこんを、辛味を抑えたマーボー風にしてみました。

作り方

① だいこんは1cm×2.5cmの短冊切りにし、葉ねぎは長さ2cmに切る。鍋にだいこんとだいこんがかぶるくらいの水を入れ、竹串がすっと抵抗なく通るようになるまで中火で茹でる。
② にんにく、しょうが、根深ねぎは、みじん切りにする。
③ aは、ボールに合わせておく。
④ 温めたフライパンに油を入れてなじませ、②を入れて焦がさないように弱火で炒めて香りを出す。
⑤ ④にひき肉を加えて弱火で加熱し、次に①と③を加えて軽く混ぜ、中火で味が染み込むまで煮る。最後に、bを回し入れてとろみを付けて器に盛る。

香川式四群点数法による栄養価《1.44点　115kcal/人分》

材料名	使用量 g・ml	塩分 g	2群	3群 野菜類	4群 穀類	4群 油脂類	4群 砂糖他
だいこん	50			0.11			
葉ねぎ	10			0.04			
にんにく	2.5			0.04			
しょうが	2.5			0.01			
根深ねぎ	5			0.02			
豚ひき肉（そともも）	15		0.43				
a　こいくちしょうゆ	2.5	0.36					0.02
テンメンジャン	4.5	0.25					0.12
トウバンジャン	0.5	0.09					－
合成清酒	5						0.07
上白糖	2.5						0.12
顆粒コンソメ	0.5	0.22					0.01
水	50						
調合油	2.5					0.28	
b　片栗粉・水	4・8				0.17		
小計		0.92	0.43	0.22	0.17	0.28	0.34

4 副菜

(3) 炒め煮・炒め物

なすの炒め煮

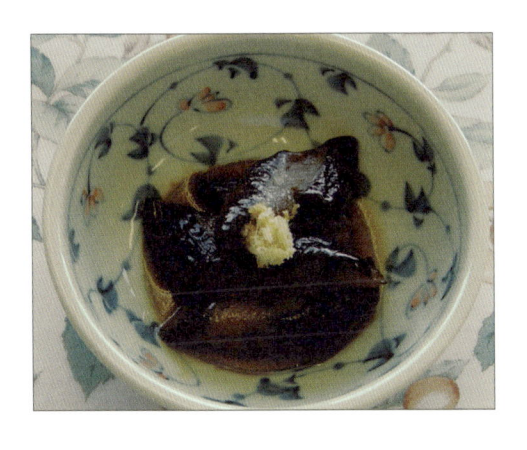

作り方

① なすの皮は縦じま模様に除き、表面に隠し包丁を入れて縦半分に切り、1.5cm×3cmの斜め切りにする。
② aは、ボールに合わせておく。
③ 温めた鍋にごま油を入れてなじませ、なすを入れて弱火で軽く炒める。
④ ③に②を加え、蓋（落し蓋も使用）をして軟らかくなるまで加熱し、火を止めてしょうが汁を加えて軽く混ぜ、器に盛る。

⑦ドバイス

なすの皮が硬い場合は、全て取り除くと食べやすくなります。

香川式四群点数法による栄養価《0.45点　36kcal/人分》

材料名	使用量 g・ml	塩分 g	3群 野菜類	4群 油脂類	4群 砂糖他
なす	50		0.14		
ごま油	1.5			0.17	
a だし汁	20				
こいくちしょうゆ	4	0.58			0.04
合成清酒	1				0.01
本みりん	1.5				0.04
上白糖	1				0.05
しょうが汁	1		−		
小計		0.58	0.14	0.17	0.14

4　副菜

(3) 炒め煮・炒め物　人参とたけのこのさっぱり炒め

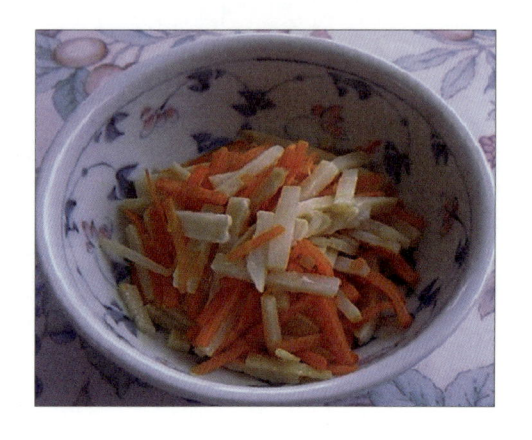

作り方

① にんじんとたけのこは長さ2.5cmの線切りにし、にんじんは軟らかくなるまで水から中火で茹でる。
② にんにくは、みじん切りにする。
③ aは、ボールに合わせておく。
④ 温めた鍋に油を入れてなじませ、にんにくを入れて焦がさないように弱火で炒めて香りを出す。次に①を加えてほんのり焦げ目がつく程度まで炒める。
⑤ ④に③を加えて味を調え、火を止めて酢を加えて軽く混ぜ、器に盛る。

⑦ドバイス

最後に酢を加えることで、さっぱりとした味付けに仕上げました。

香川式四群点数法による栄養価 《0.34点　27kcal/人分》

材料名	使用量 g・ml	塩分 g	3群 野菜類	4群 油脂類	4群 砂糖他
にんじん	25		0.11		
たけのこ（水煮）	25		0.07		
にんにく	1.4		0.02		
調合油	1			0.11	
a 顆粒コンソメ	0.2	0.09			0.01
こいくちしょうゆ	0.8	0.12			0.01
塩	0.2	0.20			
こしょう	0.01				-
米酢	1.3				0.01
	小計	0.41	0.20	0.11	0.03

4 副菜

(3) 炒め煮・炒め物　ピーマンとくずきりの炒め煮

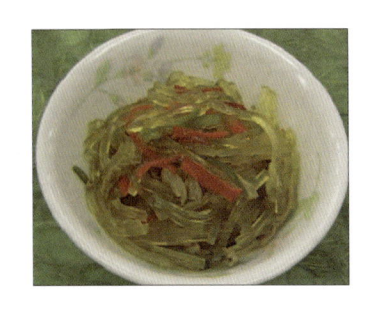

アドバイス

生のくずきりを使うことで、出来上がった後のくずきりどうしのくっつきを抑えることができます。

作り方

① ピーマンとパプリカは長さ2.5cmの線切りにし、軟らかくなるまで沸騰湯で茹でて水気を十分切る。
② 豚肉は長さ3cmの細切りにし、aで下味をつける。
③ 生くずきりは、長さ5cmに切る。
④ 根深ねぎとしょうがは、粗いみじん切りにする。
⑤ bは、ボールに合わせておく。
⑥ 温めたフライパンに油を入れてなじませ、④を入れて焦がさないように弱火で炒め、香りが出たら②を加えて炒め、次に⑤を加えて煮立たせる。
⑦ ⑥のアクを除き、生くずきりを加えて3分加熱し、仕上げにピーマンとパプリカを加えて軽く混ぜ、器に盛る。

香川式四群点数法による栄養価 《1.72点　138kcal/人分》

材料名		使用量 g・ml	塩分 g	2群	3群 野菜類	4群 穀類	4群 油脂類	4群 砂糖他
ピーマン		10			0.03			
パプリカ（赤）		10			0.03			
豚薄切り肉（ロース）		10		0.33				
a	こいくちしょうゆ	0.8	0.12					0.01
	合成清酒	0.3						−
生くずきり		50				0.84		
根深ねぎ		3			0.01			
しょうが		1			−			
調合油		3					0.33	
b	中華あじ	0.3	0.14					0.01
	水	50						
	上白糖	1						0.05
	合成清酒	4						0.05
	こいくちしょうゆ	2.8	0.41					0.03
	小計		0.67	0.33	0.07	0.84	0.33	0.15

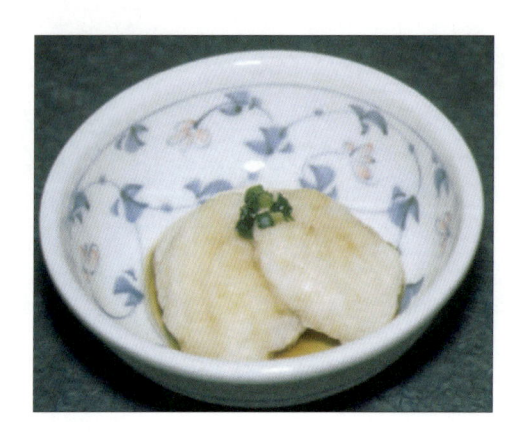

4　副菜

(4) 蒸し物　おから団子

作り方

① 切り干し大根は水に2時間浸漬後、軟らかくなるまで水から茹で、みじん切りにしてから水気を十分切る。
② 根深ねぎは、みじん切りにする。
③ ながいもは、すりおろす。
④ こねぎは、小口切りにして水にさらす。
⑤ フードプロセッサーに①～③、カラスガレイ、おから、aを入れて均一になるまで撹拌する。これを3等分にして、厚さ1cm、長径4cmの小判型に成形する。
⑥ バットに⑤を並べ、蒸気の上がった蒸し器に入れて強火で12～15分蒸す。
⑦ 鍋に、bを入れて弱火で煮立たせ、⑥を加える。
⑧ 器に⑦を盛り、④を天盛りにして供す。

⑦ドバイス

おからと切り干し大根を使い、昔懐かしい味に仕上げました。フードプロセッサーを用いることで、均一な口当たりに仕上がります。

香川式四群点数法による栄養価《0.64点　51kcal/人分》

材料名	使用量 g・ml	塩分 g	2群	3群 野菜類	3群 芋類	4群 砂糖他
切り干し大根	3.5			0.12		
根深ねぎ	7			0.02		
カラスガレイ(皮、骨なし)	10		0.12			
ながいも	10				0.08	
こねぎ	0.6			−		
おから	18		0.20			
a　だし汁	10		−			
食塩	0.5	0.50				
b　だし汁	4		−			
上白糖	1.5					0.07
合成清酒	1.8					0.02
こいくちしょうゆ	1.5	0.22				0.01
小計		0.72	0.32	0.14	0.08	0.10

(4) 蒸し物　かぼちゃの茶碗蒸し

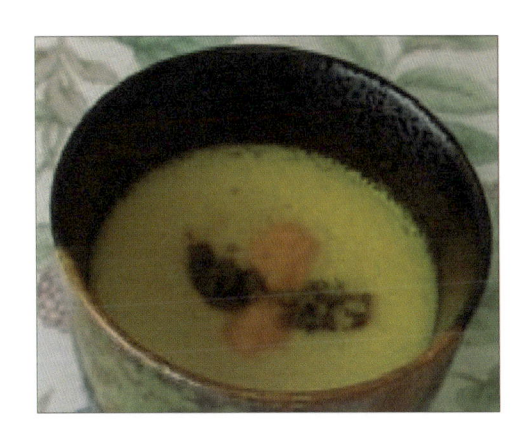

作り方

① かぼちゃは種とわたと皮を除き、2cm角に切る（かぼちゃの皮は5～10gを別に取る）。鍋にかぼちゃとかぼちゃがかぶるくらいの水を入れ、竹串がすっと抵抗なく通るようになるまで中火で茹でる。

② かぼちゃの皮は線切りにして陶器に並べ、ラップをして電子レンジ600Wで約20秒加熱した後軽くつぶす。

③ ①の茹で水を捨てた後、フードプロセッサーに入れて均一になるまで撹拌する。

④ ボールに③とaを入れて混ぜ合わせ、蓋付きの陶器（アルミホイルで蓋の代用可）に移す。

⑤ 鍋に④が半分浸かる程度の湯（60℃程度）を用意し、④を入れて中火～弱火（小さくカタカタと器の揺れる音がする程度）で6～8分加熱し、②を飾って供す。

⑦ドバイス

かぼちゃたっぷりの濃厚な茶碗蒸しです。

香川式四群点数法による栄養価 《0.93点　74kcal/人分》

材料名		使用量 g・ml	塩分 g	1群	3群 野菜類	4群 砂糖他
かぼちゃ		50			0.56	
a	鶏卵	20		0.36		
	塩	0.3	0.30			
	うすくちしょうゆ	2	0.32			0.01
	だし汁	50				
	小計		0.62	0.36	0.56	0.01

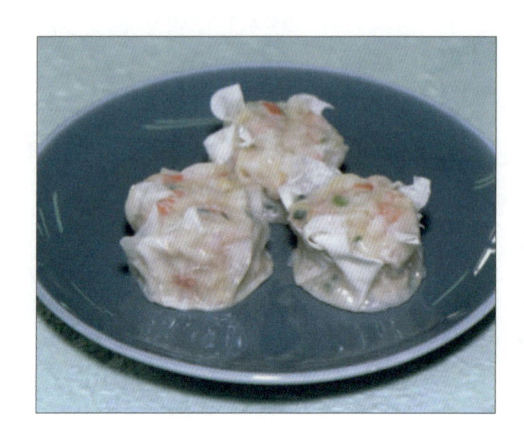

4 副菜

(4) 蒸し物　里芋シューマイ

作り方

① さといもは解凍後、4等分に切る。
② さつまいもは皮を除いて1.5cm角に切り、褐変防止のため水に浸ける。蒸す直前にザルにとって水気を十分切り、①と共に蒸気の上がった蒸し器に入れ、竹串がスッと抵抗なく通るまで強火で約15分蒸して熱いうちにつぶす。
③ かにかまは長さ0.5cmに、葉ねぎは小口切りにして水にさらす。甘酢しょうがは、みじん切りにする。
④ ボールに②、③、からすがれい、aを入れて混ぜ合わせる。
⑤ ④を3等分し、スプーンを使ってシューマイの皮で包み、バットに並べて全体に霧を吹く。これを、蒸気の上がった蒸し器に入れ、中火で7～10分蒸して供す。

⑦ドバイス

さといもを使用することで、喉ごしよく仕上がります。甘酢しょうがを加えて、味にアクセントを付けました。

香川式四群点数法による栄養価 《1.59点　127kcal/人分》

材料名	使用量 g・ml	塩分 g	2群	3群 野菜類	3群 芋類	4群 穀類	4群 砂糖他
さといも（冷凍）	15				0.14		
さつまいも	15				0.25		
からすがれい（皮、骨なし）	15	0.05	0.18				
かに風味かまぼこ	25	0.54	0.28				
葉ねぎ	3			0.01			
甘酢しょうが	1.5	0.05		0.01			
a こいくちしょうゆ	2	0.29					0.02
合成清酒	1.5						0.02
片栗粉	0.5					0.02	
シューマイの皮	18					0.66	
小計		0.93	0.46	0.02	0.39	0.68	0.04

122

4 副菜

(5) 揚げ煮・揚げ物　揚げなすのみどり和え

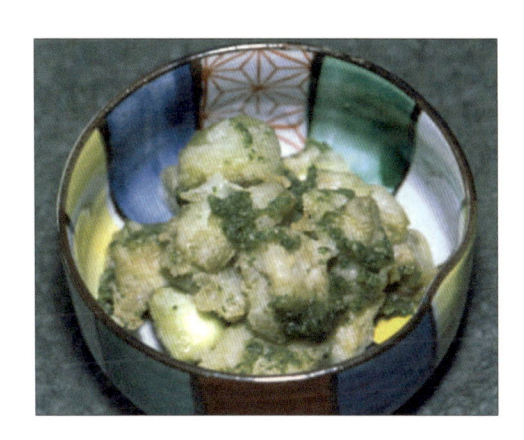

作り方

① なすは皮をすべて除き、縦半分に切ってバットに並べる。これを蒸気の上がった蒸し器（電子レンジ利用も可）に入れて中火で7～10分蒸した後、1.5cm角に切って盆ザルに広げて冷ます。

② きゅうりは皮ごとすりおろし、軽く握れる程度に水気を絞る。

③ ビニール袋に①と上新粉を入れ、なすの表面に上新粉を付ける。

④ aは、ボールに合わせておく。

⑤ 160℃に熱した油に③を入れ、表面が透明になるまで1～2分揚げる。

⑥ 食べる直前に、④に②と⑤を加えて和え、器に盛る。

アドバイス

なすを揚げることで、エネルギー補給にもなります。さらに、揚げ油にごま油を数滴加えると、香ばしい風味も付きます。

香川式四群点数法による栄養価 《0.86点　69kcal/人分》

材料名		使用量 g・ml	塩分 g	3群 野菜類	4群 穀類	4群 油脂類	4群 砂糖他
なす		60		0.17			
きゅうり		20		0.04			
上新粉		3.5			0.16		
調合油*（吸油率6%）		3.6				0.40	
a	穀物酢	1.6					0.01
	うすくちしょうゆ	2	0.32				0.01
	上白糖	1.4					0.07
	小計		0.32	0.21	0.16	0.40	0.09

＊吸油率　参考文献：調理のためのベーシックデータ，女子栄養大学出版部，2002

4 副菜

(5) 揚げ煮・揚げ物　さといもコロッケ

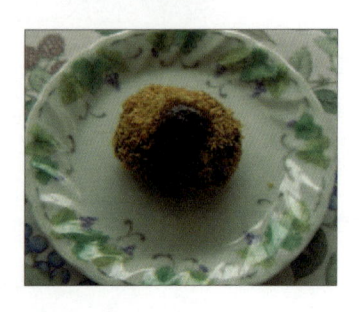

アドバイス
さといもにじゃがいもを加えることで、適度な粘りをもたらし、嚥下しやすくなります。

作り方

① じゃがいもは、厚さ1cmの輪切りにして水に浸ける。鍋にじゃがいもとさといもを入れ、これらがかぶるくらいの水を入れ、竹串がすっと抵抗なく通るようになるまで中火で茹でた後、湯を捨て、再び弱火で加熱して余分な水分を除き、熱いうちにポテトマッシャーで、じゃがいもとさといもが均一になるようにつぶす。
② たまねぎは、みじん切りにする。温めたフライパンに油を入れてなじませ、たまねぎを入れて半透明になるまで弱火で炒める。次に、牛ひき肉とaを加えて炒める。
③ ①に②を加えて混ぜ、小判型に成形する。
④ ③に薄力粉、b、パン粉を順番につけ、180〜190℃に熱した油で淡いきつね色になるまで揚げる。
⑤ 器に④を盛り、とんかつソースを添えて供す。

香川式四群点数法による栄養価《2.58点　206kcal/人分》

材料名	使用量 g・ml	塩分 g	1群	2群	3群 野菜類	3群 芋類	4群 穀類	4群 油脂類	4群 砂糖他
さといも（冷凍）	25					0.23			
じゃがいも	25					0.24			
たまねぎ	10				0.05				
調合油	2							0.22	
牛ひき肉（もも）	10			0.25					
a 塩	0.4	0.40							
こしょう	0.01								−
ナツメグ	0.01								−
薄力粉	2						0.09		
b 鶏卵・水	2.5・2.5		0.05						
パン粉	3.5	0.04					0.17		
調合油*（吸油率7％）	10							1.11	
濃厚ソース	10	0.57							0.17
小計		1.01	0.05	0.25	0.05	0.47	0.26	1.33	0.17

＊吸油率　参考図書：調理のためのベーシックデータ，女子栄養大学出版部，2002

4 副菜

(5) 揚げ煮・揚げ物　ひじきとえびのコロッケ

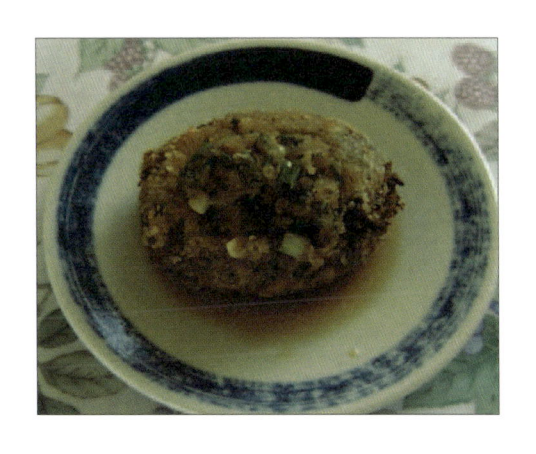

アドバイス
じゃがいもの代わりに乾燥マッシュポテトを使うことで、ボソボソ感をなくしました。

作り方

① ボールに乾燥マッシュポテトとaを入れ、手早く混ぜ合わせる。
② たまねぎとにんじんは、みじん切りにする。ひじきは、水で戻してみじん切りにする。
③ ブラックタイガーは殻と背わたを除き、フードプロセッサーに入れて細かくなるまで撹拌する。
④ 温めたフライパンに油を入れてなじませ、たまねぎを入れて弱火で半透明になるまで炒め、次ににんじんとひじきを加えて炒める。さらに③を加えて炒め、bで味を調える。
⑤ ①に④を加えて混ぜ、小判型に成形する。これに薄力粉、c、パン粉を順番につけ、180～190℃に熱した油で淡いきつね色になるまで揚げる。
⑥ だいこんはすりおろし、葉ねぎは小口切りにして水にさらす。鍋にdを入れて中火で煮立たせ、だいこんおろしと葉ねぎを加えて火を止める。
⑦ 器に⑤を盛り、⑥をかけて供す。

4 副菜

香川式四群点数法による栄養価 《3.39点　271kcal/人分》

材料名	使用量 g・ml	塩分 g	1群	2群	3群 野菜類 海藻類	3群 芋類	4群 穀類	4群 油脂類	4群 砂糖他
乾燥マッシュポテト	12.5	0.03				0.57			
a ┌熱湯	50								
└しょうが汁	1				−				
たまねぎ	15				0.07				
にんじん	15				0.07				
ひじき（乾）	1.5	0.05			0.03				
ブラックタイガー	20	0.08		0.20					
調合油	5							0.56	
b ┌こいくちしょうゆ	1.4	0.20							0.01
└こしょう	0.01								−
薄力粉	4						0.18		
c ┌鶏卵	5		0.09						
└水	4								
パン粉	7	0.08					0.33		
調合油*（吸油率7%）	10							1.11	
だいこん	20				0.05				
葉ねぎ	2.5				0.01				
d ┌だし汁	12.5			−					
├本みりん	2								0.06
└こいくちしょうゆ	5	0.73							0.05
小計		1.17	0.09	0.20	0.23	0.57	0.51	1.67	0.12

＊吸油率　参考図書：調理のためのベーシックデータ，女子栄養大学出版部，2002

4 副菜

(5) 揚げ煮・揚げ物

れんこん団子

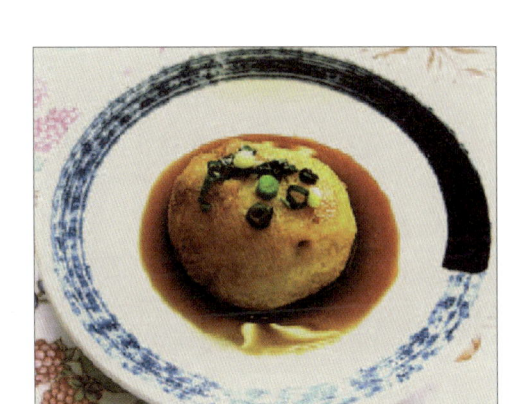

作り方

① オーブンは、230℃に加熱しておく。
② れんこんとながいもは、それぞれすりおろしてボールに入れ、aを加えて混ぜ合わせる。
③ 葉ねぎは、小口切りにして水にさらす。
④ 別のボールに卵黄を入れてほぐした後、油を少しずつ加えて混ぜる。
⑤ 天板にクッキングシートを敷き、手を軽く水で濡らしながら②を平たい団子に成形して並べる。
⑥ ⑤の表面に④を刷毛で塗り、オーブンに入れて230℃で2分、160℃で4分焼く。
⑦ 鍋にbを入れて中火で加熱し、煮立ったら⑥を加えて団子全体にかけながら色付ける。
⑧ 器に⑦を盛り、③を天盛りにして供す。

ⓐドバイス

粘性の低い上新粉を加えることで粘りを抑え、すりおろしたながいもを加えることで軟らかく、口当たりのよい仕上がりにしました。

香川式四群点数法による栄養価 《1.39点　111kcal／人分》

材料名		使用量 g・ml	塩分 g	1群	3群 野菜類	3群 芋類	4群 穀類	4群 油脂類	4群 砂糖他
れんこん		60			0.50				
ながいも		5				0.04			
a	上新粉	5					0.23		
	塩	0.15	0.15						
鶏卵卵黄		1		0.05					
調合油		1						0.11	
b	上白糖	7.5							0.36
	合成清酒	3							0.04
	だし汁	7.5							
	こいくちしょうゆ	6	0.87						0.05
葉ねぎ		2			0.01				
	小計		1.02	0.05	0.51	0.04	0.23	0.11	0.45

4 副菜

(5) 揚げ煮・揚げ物　れんこんのつくね揚げ

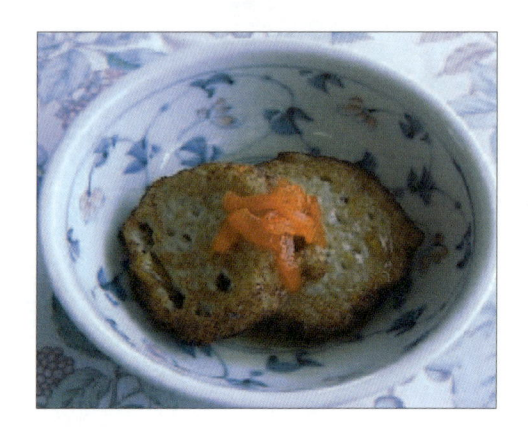

作り方

① れんこんとながいもは、それぞれすりおろす。
② パプリカは薄皮を除き、長さ2cmの薄切りにして沸騰湯で軟らかくなるまで茹でる。
③ ボールに①とaを入れて混ぜ合わせ、テーブルスプーンで2等分し、160℃に熱した油で淡いきつね色になるまで揚げる。
④ 鍋にbを入れて中火で加熱し、煮立ったらcを回し入れてとろみを付ける。
⑤ 器に③を盛って②を天盛りにし、④をかけて供す。

アドバイス

パプリカは、天盛りにするだけでなく、つくねに混ぜ込んで揚げても美味しく食べられます。

香川式四群点数法による栄養価 《1.23点　98kcal／人分》

材料名	使用量 g・ml	塩分 g	1群	3群 野菜類	3群 芋類	4群 穀類	4群 油脂類	4群 砂糖他
れんこん	27			0.22				
ながいも	13				0.11			
パプリカ（赤）	3			0.01				
a 鶏卵	7		0.13					
上新粉	3					0.14		
塩	0.3	0.30						
調合油＊（吸油率7%）	4.5						0.52	
b だし汁	13							
こいくちしょうゆ	2.3	0.33						0.02
本みりん	1.3							0.04
c 片栗粉	0.9					0.04		
水	2							
小計		0.63	0.13	0.23	0.11	0.18	0.52	0.06

＊吸油率　参考図書：調理のためのベーシックデータ，女子栄養大学出版部，2002

4 副菜

(5) 揚げ煮・揚げ物　れんこんまんじゅう

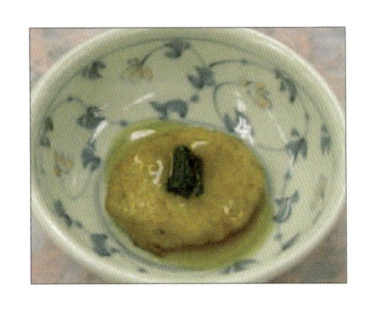

⑦ドバイス

すりつぶした白飯を加えることで、軟らかく仕上がります。

作り方

① れんことにんじんは、それぞれすりおろす。干ししいたけは、水で戻した後みじん切りにする。
② ボールに乾燥マッシュポテトを入れ、熱湯を加えて手早く混ぜてマッシュポテトを作る。
③ 白飯はすり鉢でなめらかになるまですり、そこに①、②、aを加えて混ぜ合わせる。これを厚さ1cmの小判型に成形し、中央にくぼみを作る。
④ ③を160℃に熱した油で約2分、淡いきつね色になるまで揚げる。
⑤ 鍋にbを入れて中火で煮立たせ、cを回し入れてとろみを付ける。
⑥ ⑤に④を入れて弱火で約1分加熱し、器に盛ってこまつなを天盛りにして供す。

香川式四群点数法による栄養価 《0.91点　73kcal/人分》

材料名	使用量 g・ml	塩分 g	1群	3群 野菜類	3群 芋類	4群 穀類	4群 油脂類	4群 砂糖他
れんこん	10			0.08				
にんじん	2			0.01				
干ししいたけ	0.2			−				
乾燥マッシュポテト	2.5				0.11			
熱湯	12.5							
白飯	8					0.16		
a　鶏卵卵白・塩	4・0.12	0.12	0.02					
調合油*（吸油率7%）	4						0.44	
b ┌だし汁	15							
├うすくちしょうゆ	2	0.32						0.01
└上白糖	1							0.05
c　片栗粉・水	0.5					0.02		
こまつな（茹で）	1・5			0.01				
	小計	0.44	0.02	0.10	0.11	0.18	0.44	0.06

*吸油率　参考図書：調理のためのベーシックデータ，女子栄養大学出版部，2002

4 副菜

(6) 焼き物　かぼちゃのお焼き

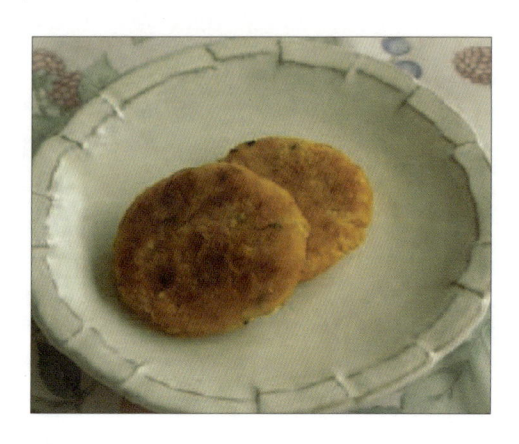

作り方

① かぼちゃは種とわたと皮を除き、1cm角に切る。陶器にかぼちゃを並べ、ラップをして電子レンジ600Wで約2分加熱する。

② ロースハムは1cmの色紙切りに、根深ねぎと葉ねぎはみじん切りにする。スイートコーンは、水気を十分切る。

③ ボールに①を入れてフォークの背でつぶし、②とaを加えて混ぜ合わせた後、2等分にして厚さ1cm、直径6cmに成形する。

④ 温めたフライパンに油を入れてなじませ、③を入れて蓋をして中火～弱火で約1分加熱し、裏返して同様に加熱して表面にほんのり焦げ目を付けて、器に盛る。

⑦ドバイス

おかずまたはおやつ、いずれにも使える一品です。

香川式四群点数法による栄養価 《1.28点　102kcal/人分》

材料名	使用量 g・ml	塩分 g	2群	3群 野菜類	4群 油脂類	4群 砂糖他
かぼちゃ	60			0.67		
ロースハム	5	0.13	0.13			
根深ねぎ	3			0.01		
葉ねぎ	0.5			－		
スイートコーン・缶詰（ホールカーネルスタイル）	5	0.03		0.05		
a　塩	0.2	0.20				
こしょう	0.01					－
上白糖	3					0.14
調合油	2.5				0.28	
小計		0.36	0.13	0.73	0.28	0.14

(6) 焼き物

焼きなす

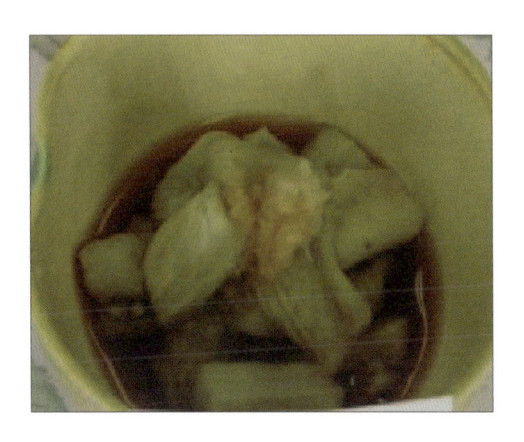

作り方

① オーブンは、200℃に加熱しておく。
② なすは洗ってへたを除き、天板に並べてオーブンに入れ約12分焼く。
③ しょうがは、すりおろす。
④ ②を冷水に浸け、皮を除いて1.5cm角に切り、水気を十分切る。
⑤ ボールにaを入れ、食べる直前に④を加えて和え、器に盛っておろししょうがを天盛りにして供す。

⑦ドバイス
隠し包丁を入れると食べやすくなります。

香川式四群点数法による栄養価 《0.24点　19kcal/人分》

材料名	使用量 g・ml	塩分 g	3群 野菜類	4群 砂糖他
なす	60		0.17	
しょうが	5		0.02	
a｛こいくちしょうゆ	5	0.73		0.05
だし汁	5			
	小計	0.73	0.19	0.05

5 デザート

デザートは、どなたにとっても楽しみな食べ物です。
また、食欲のない時のエネルギー補給源として、
口当たりが良いデザートは欠かせません。

ゼラチンや寒天を使った冷たいデザート、
芋を使ったデザート、焼き物などの温かいデザートを用意しています。
そして、食物繊維やカルシウムの供給源にもなるようにアレンジしています。

なお、甘さは喫食者に合わせて加減してください。

5 デザート

各料理の1人分あたりの栄養成分値

ページ	献立名	エネルギー kcal	たんぱく質 g	脂質 g	炭水化物 g	ナトリウム mg	カリウム mg	カルシウム mg	マグネシウム mg	リン mg	鉄 mg	亜鉛 mg	銅 mg	マンガン mg
136	赤いんげん豆のゼリー	137	5.5	4.8	18.0	44	189	80	16	99	0.4	0.5	0.07	0.12
137	オレンジミルクゼリー	70	2.1	1.0	13.9	14	83	30	5	28	0.0	0.1	0.01	0.01
138	かぼちゃババロア	141	3.9	6.6	16.9	46	201	72	10	97	0.4	0.4	0.04	0.03
139	かぼちゃプリン	158	4.6	6.0	21.8	48	218	66	13	89	0.3	0.4	0.03	0.04
140	さといもプリン	171	5.1	6.2	24.0	45	258	127	17	149	0.6	0.8	0.06	0.18
141	豆乳抹茶寒天ゼリー	81	1.9	0.8	16.9	7	88	8	12	25	0.6	0.2	0.06	0.12
142	抹茶くず団子	52	0.1	0.0	13.2	1	30	8	1	2	0.3	0.0	0.01	0.00
143	抹茶ミルクプリン	122	3.7	7.1	11.1	58	112	66	8	72	0.2	0.3	0.01	0.00
144	水ようかん	48	3.2	0.2	8.1	21	18	8	9	26	0.8	0.3	0.07	0.00
145	もっちりホワイトプリン	137	4.1	4.4	21.1	45	271	77	13	92	0.2	0.4	0.05	0.31
146	おからのマーブルケーキ	128	4.1	1.9	24.3	88	214	64	19	96	0.5	0.4	0.08	0.17
147	かぼちゃ入りカップケーキ	127	2.6	1.6	25.5	71	155	35	9	61	0.3	0.3	0.04	0.11
148	さといものココアケーキ	119	2.5	1.6	24.3	61	146	32	11	61	0.4	0.3	0.08	0.16
149	バナナケーキ	168	2.5	5.7	27.1	71	156	34	12	61	0.3	0.3	0.05	0.15
150	抹茶蒸しケーキ	131	3.1	1.5	26.3	67	144	48	12	72	0.5	0.3	0.06	0.16

5 デザート

A レチノール当量 μg	D μg	α トコフェロール mg	K μg	B₁ mg	B₂ mg	ナイアシン mg	B₆ mg	B₁₂ μg	葉酸 μg	パントテン酸 mg	C mg	コレステロール mg	食物繊維総量 g	食塩相当量 g
24	0.0	0.1	2	0.06	0.11	0.2	0.04	0.2	10	0.36	1	8	2.7	0.1
10	0.1	0.1	1	0.03	0.04	0.1	0.02	0.1	8	0.17	6	3	0.1	0.0
70	0.2	0.8	9	0.05	0.12	0.2	0.06	0.3	25	0.57	4	56	0.9	0.1
228	0.1	1.7	9	0.05	0.12	0.5	0.09	0.2	18	0.55	13	34	1.1	0.1
72	0.7	0.5	5	0.08	0.19	0.3	0.09	0.5	21	0.95	3	110	0.6	0.1
9	0.0	0.2	7	0.01	0.01	0.2	0.03	0.0	13	0.12	0	0	0.7	0.0
2	0.0	0.0	3	0.00	0.00	0.0	0.02	0.0	1	0.04	0	0	0.0	0.0
58	0.2	0.4	31	0.03	0.11	0.1	0.03	0.2	15	0.34	1	12	0.4	0.1
0	0.0	0.0	2	0.01	0.02	0.0	0.00	0.0	1	0.02	0	0	2.0	0.1
33	0.0	0.3	2	0.06	0.10	0.2	0.05	0.2	9	0.69	20	10	0.8	0.1
13	0.1	0.2	2	0.05	0.10	0.3	0.09	0.1	10	0.43	3	34	1.7	0.2
79	0.1	1.1	6	0.04	0.07	0.5	0.06	0.1	13	0.35	9	26	1.0	0.2
13	0.1	0.2	1	0.04	0.05	0.3	0.04	0.1	9	0.28	1	25	0.9	0.2
54	0.2	0.3	2	0.04	0.06	0.3	0.11	0.1	11	0.34	4	37	0.5	0.2
38	0.0	0.3	18	0.05	0.06	0.3	0.03	0.1	14	0.25	1	6	2.1	0.2

5 デザート

（1）寄せ物　赤いんげん豆のゼリー

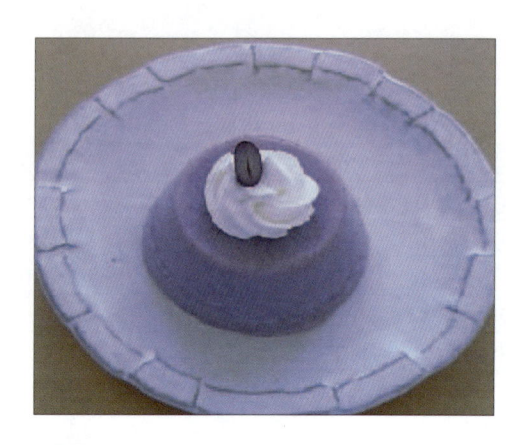

④ 鍋に②を移して③と砂糖を加え、弱火で粉ゼラチンと砂糖が溶けるまで静かにかき混ぜながら、40℃まで加熱する。

⑤ ④の粗熱をとって室温（約25℃）に冷まし、クリームを加えて混ぜ、水でぬらした型に流し入れて冷蔵庫で冷やし固める。

⑥ ボールにbを入れ、冷やしながら泡立て器でクリーム状になるまで撹拌して搾り出し袋に入れる。

⑦ ⑤が固まったら、温湯（30℃前後）にさっと浸け、型から出して器に盛り、⑥を飾って供す。

作り方

① 赤いんげん豆は陶器の器に入れ、ラップをして電子レンジ600Wで1分加熱する。
② ミキサーに①と牛乳を入れ、均一になるまで撹拌する。
③ aは、ボールに入れて湿らせる。

⑦ドバイス

食物繊維の豊富な赤いんげん豆に、牛乳とクリームを加え、まろやかで　色鮮やかなゼリーに仕上げました。

香川式四群点数法による栄養価《1.73点　138kcal/人分》

材料名	使用量 g・ml	塩分 g	1群	2群	4群 砂糖他
赤いんげん豆（水煮）	20			0.37	
普通牛乳	60		0.50		
a 粉ゼラチン	1.6			0.07	
水	18				
上白糖	10				0.48
クリーム（植物性脂肪）	3		0.15		
b クリーム（植物性脂肪）	3		0.15		
上白糖	0.1				0.01
	小計	0.00	0.80	0.44	0.49

5 デザート

(1) 寄せ物　オレンジミルクゼリー

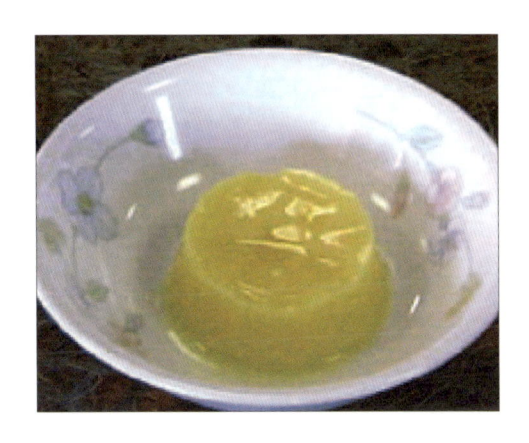

作り方

① 鍋にオレンジジュースと牛乳を入れ、粉ゼラチンを直接振り入れて混ぜ合わせる。次に、砂糖を加えてさらに混ぜる。
② ①の鍋を弱火で粉ゼラチンと砂糖が溶けるまで静かにかき混ぜながら、40℃まで加熱する。
③ ②の粗熱をとって室温（約25℃）に冷まし、水でぬらした型に流し入れて冷蔵庫で冷やし固める。
④ ③が固まったら、温湯（30℃前後）にさっと浸け、型から出して器に盛る。

アドバイス

カルシウム補給のために牛乳を使用し、酸味が穏やかで、口当たりのよいゼリーに仕上げました。

香川式四群点数法による栄養価 《0.87点　70kcal/人分》

材料名	使用量 g・ml	塩分 g	1群	2群	4群 砂糖他
100%オレンジジュース	25				0.13
普通牛乳	25		0.21		
粉ゼラチン	1.25			0.05	
上白糖	10				0.48
	小計	0.00	0.21	0.05	0.61

5 デザート

(1) 寄せ物　かぼちゃババロア

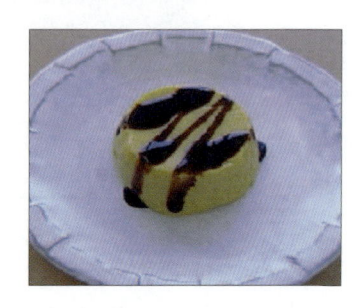

⑦ドバイス
ババロアに、裏ごしたかぼちゃを加えてみました。お好みで、チョコレートソースを。

作り方

① かぼちゃは種とわたと皮を除き、1cm角に切る。陶器にかぼちゃを並べ、ラップをして電子レンジ600Wで約1分加熱した後、熱いうちに裏ごす。
② aとbはそれぞれ、ボールに入れて湿らせる。
③ ②とは別のボールに卵黄と砂糖を入れ、泡立て器で白っぽくなるまで攪拌する。
④ 鍋に牛乳を入れ、弱火で40℃まで加熱する。次に③を、静かにかき混ぜながら少量ずつ加える。
⑤ ④にaを加え、蓋をして中火で加熱する。煮立ったらかき混ぜ、微沸騰するまで加熱して寒天が溶けたのを確認してから火を止める。
⑥ ⑤にbを加えて静かにかき混ぜながら溶かした後、①とクリームを加え、粗熱をとって室温（25℃）に冷まし、水でぬらした型に流し入れて冷蔵庫で冷やし固める。
⑦ ⑥が固まったら、温湯（30℃前後）にさっと浸け、型から出して器に盛り、チョコレートソースをかけて供す。

香川式四群点数法による栄養価《1.87点　150kcal/人分》

材料名	使用量 g・ml	塩分 g	1群	2群	3群 野菜類 海藻類	4群 砂糖他
かぼちゃ	23				0.26	
a 粉寒天	0.2				−	
水	1					
b 粉ゼラチン	0.7			0.03		
水	2					
鶏卵卵黄	3.5		0.17			
上白糖	10					0.48
普通牛乳	50		0.42			
クリーム（植物性脂肪）	7.5		0.38			
チョコレートソース	2					0.13
小計		0.00	0.97	0.03	0.26	0.61

5 デザート

(1) 寄せ物　かぼちゃプリン

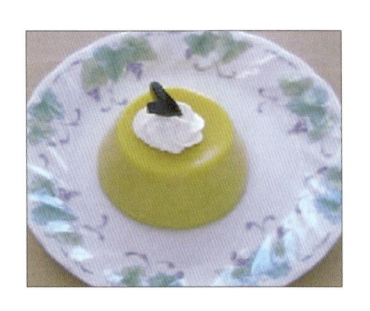

アドバイス

ゼラチンを用いて固めるプリンですが、長時間常温においても型がくずれません。かぼちゃは軟らかくなるまで加熱して牛乳を加え、ミキサーで均一になるまで攪拌することがポイントです。

作り方

① かぼちゃは種とわたと皮を除き、1cm角に切る。陶器にかぼちゃを並べ、ラップをして電子レンジ600Wで約1分加熱した後、熱いうちにフォークの背でつぶす。
② ミキサーに①と牛乳を入れ、均一になるまで攪拌する。
③ aは、ボールに入れて湿らせる。
④ 鍋に②を移して③と砂糖と卵黄を加え、弱火で粉ゼラチンと砂糖が溶けるまで静かにかき混ぜながら、40℃まで加熱する。
⑤ ④の粗熱をとって室温（約25℃）に冷まし、クリームとバニラエッセンスを加えて混ぜ合わせ、水でぬらした型に流し入れて冷蔵庫で冷やし固める。
⑥ ボールにbを入れ、冷やしながら泡立て器でクリーム状になるまで攪拌して搾り出し袋に入れる。
⑦ ⑤が固まったら、温湯（30℃前後）にさっと浸け、型から出して器に盛り、⑥を飾って供す。

香川式四群点数法による栄養価 《1.98点　158kcal/人分》

材料名	使用量 g・ml	塩分 g	1群	2群	3群 野菜類	4群 砂糖他
かぼちゃ	30				0.33	
普通牛乳	50		0.42			
a 粉ゼラチン	1.7			0.07		
水	20					
上白糖	13					0.62
鶏卵卵黄	2		0.10			
クリーム（植物性脂肪）	5.6		0.28			
バニラエッセンス	0.01					−
b クリーム（植物性脂肪）	3		0.15			
上白糖	0.1					0.01
小計		0.00	0.95	0.07	0.33	0.63

5 デザート

(1) 寄せ物　さといもプリン

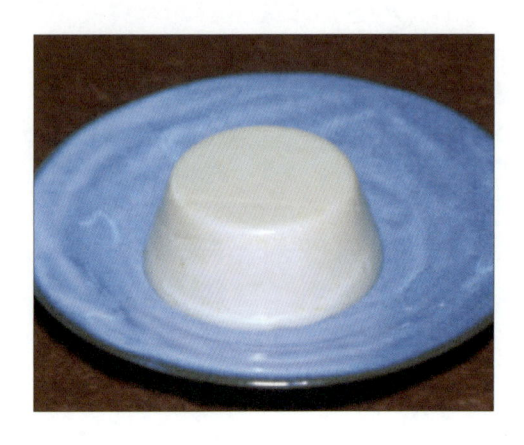

③ ②を鍋に移して弱火で加熱し、木杓子で鍋底全体を均等に静かに混ぜてとろりとしたクリーム状になるまで加熱する。

④ bは別の鍋に入れ、蓋をして中火で加熱する。煮立ったらかき混ぜ、微沸騰するまで加熱して寒天が溶けたのを確認してから火を止める。

⑤ ④に③を加えて均一になるまで泡立て器で攪拌し、水でぬらした型に流し入れて冷蔵庫で冷やし固める。

⑥ ⑤が固まったら、型から取り出して器に盛る。

作り方

① 鍋にさといもとさといもがかぶるくらいの水を入れ、中火でややつぶれる程度に茹でた後、湯を捨て、熱いうちにペースト状にする。

② ミキサーに①とaを入れ、均一になるまで攪拌する。

> **アドバイス**
> さといもは茹でてペースト状にし、なめらかな食感に仕上げました。

香川式四群点数法による栄養価《2.07点　166kcal／人分》

材料名	使用量 g・ml	塩分 g	1群	3群 芋類 海藻類	4群 砂糖他
さといも（冷凍）	30			0.21	
a 普通牛乳	50		0.42		
卵黄	7		0.33		
上白糖	3.5				0.17
バニラエッセンス	0.01				−
b 普通牛乳	50		0.42		
上白糖	11				0.52
粉寒天	0.65			−	
小計		0.00	1.17	0.21	0.69

5 デザート

(1) 寄せ物　豆乳抹茶寒天ゼリー

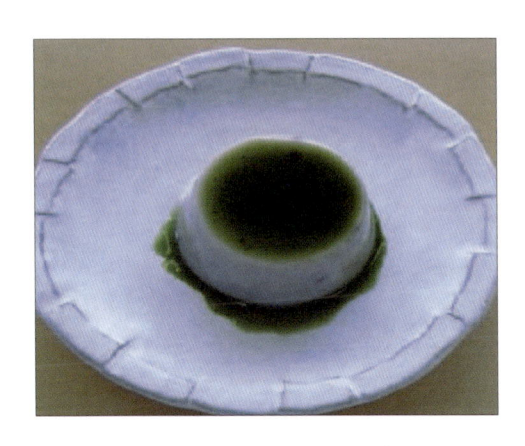

作り方

① 鍋にaを入れ、蓋をして中火で加熱する。煮立ったらかき混ぜ、微沸騰するまで加熱して寒天が溶けたのを確認してから火を止める。
② ①に豆乳、砂糖、つぶあんを加え、均一になるまで混ぜ合わせる。
③ ②を50℃以下に冷まし、水でぬらした型に流し入れて冷蔵庫で冷やし固める。
④ ボールに抹茶と砂糖を入れて丁寧に混ぜ、水あめと温湯を加えてソースを作る。
⑤ ③が固まったら、型からとり出して器に盛り、④をかけて供す。

⑦ドバイス

豆乳につぶあんを加え、まろやかでスッキリした甘味に仕上げました。抹茶と砂糖を丁寧に混ぜることが、ポイントです。

香川式四群点数法による栄養価《1.01点　81kcal/人分》

材料名		使用量 g・ml	塩分 g	2群	3群 海藻類	4群 砂糖他
a	粉寒天	0.5			−	
	水	35				
豆乳		35		0.21		
上白糖		7				0.33
つぶあん		10.5		0.30		
抹茶		0.18				0.01
上白糖		0.18				0.01
水あめ		3.5				0.15
温湯		2				
	小計		0.00	0.51	−	0.50

5 デザート

(1) 寄せ物

抹茶くず団子

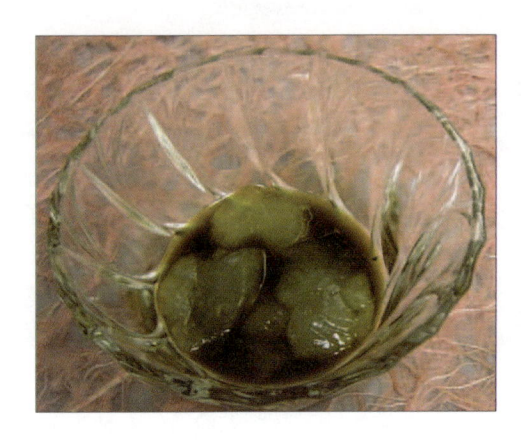

作り方

① 鍋にaを入れて混ぜ合わせ、中火で加熱する。木杓子で鍋底全体を均等に静かに混ぜ、全体が透明になってからさらに3分、弱火で同様に均等に混ぜながら加熱を継続する。
② 水でぬらしたバットに①を流し入れ、室温（約25℃）まで冷ます。
③ 別の鍋にbを入れて弱火で煮立たせ、シロップを作って冷ます。
④ ②が冷めたら3等分にして器に盛り、③をかけて供す。

⑦ドバイス
くず粉にわらび粉を加えることで、喉ごしが良くなります。

香川式四群点数法による栄養価《0.66点　53kcal/人分》

材料名		使用量 g・ml	塩分 g	4群 穀類	砂糖他
a	くず粉	6		0.26	
	わらび粉	1.5		0.07	
	水	55			
	上白糖	2.5			0.12
b	抹茶	0.1			−
	黒砂糖	2.5			0.11
	上白糖	2			0.10
	水	15			
	小計		0.00	0.33	0.33

5 デザート

(1) 寄せ物　抹茶ミルクプリン

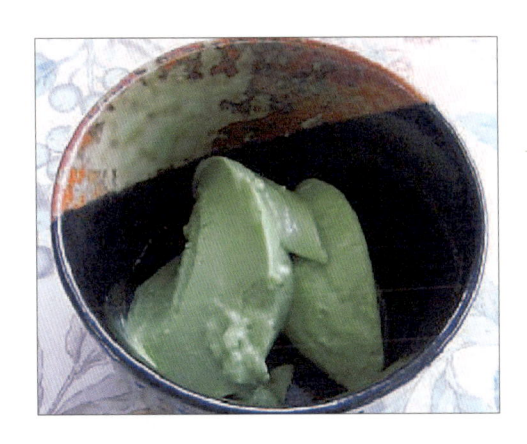

作り方

① クリームチーズは、常温で軟らかくする。（時間がない場合はラップに包み、電子レンジ600Wで約30秒加熱する。）
② aは、ボールに入れて湿らせる。
③ 別のボールにbを入れ、均一になるまで丁寧に混ぜる。
④ 鍋に②と牛乳を入れ、蓋をして中火で加熱する。煮立ったらかき混ぜ、微沸騰するまで加熱して寒天が溶けたのを確認してから火を止め、室温（約25℃）まで冷ます。
⑤ ボールに①を入れて泡立て器でクリーム状になるまで混ぜ、④を少量ずつ加えて混ぜる。
⑥ ミキサーに③、⑤、クリームを入れて均一になるまで撹拌し、水でぬらした型に流し入れて冷蔵庫で冷やし固める。
⑦ ⑥が固まったら、温湯（30℃前後）にさっと浸け、型から出して器に盛る。

⑦ドバイス

寒天と粉ゼラチンを併用することで、1時間程度常温に置いても形が崩れません。

香川式四群点数法による栄養価 《1.51点　121kcal/人分》

材料名		使用量 g・ml	塩分 g	1群	2群	3群 海藻類	4群 砂糖他
クリームチーズ		6	0.04	0.26			
a	粉寒天	0.25				−	
	粉ゼラチン	0.8			0.03		
	水	12.5					
b	抹茶	1					0.04
	上白糖	8					0.38
普通牛乳		50		0.42			
クリーム（植物性脂肪）		8		0.38			
		小計	0.04	1.06	0.03	0.00	0.42

5 デザート

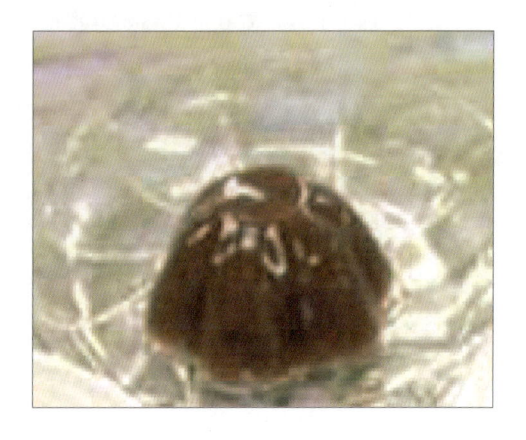

(1) 寄せ物　水ようかん

作り方

① aは、ボールに入れて湿らせる。
② 鍋にbを入れ、蓋をして中火で加熱する。煮立ったらかき混ぜ、微沸騰するまで加熱して寒天が溶けたのを確認してから火を止める。
③ ②に①、こしあん、塩を加えて混ぜ合わせ、水でぬらした型に流し入れて冷蔵庫で冷やし固める。
④ ③が固まったら、温湯（30℃前後）にさっと浸け、型から出して器に盛る。

香川式四群点数法による栄養価 《0.61点　49kcal/人分》

材料名	使用量 g・ml	塩分 g	2群	3群 海藻類
a 粉ゼラチン	0.3		0.01	
水	10			
b 粉寒天	0.13			−
水	20			
こしあん	30	0.03	0.60	
塩（甘味強調のため）	0.05	0.05		
小計		0.08	0.61	0.00

5 デザート

(1) 寄せ物　もっちりホワイトプリン

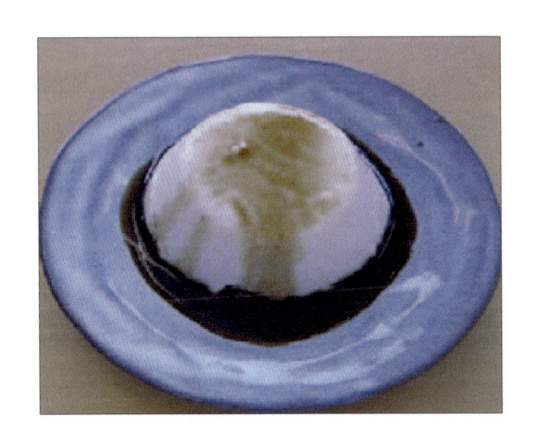

④　鍋に②と粉寒天を入れて混ぜ合わせ、蓋をして中火で加熱する。煮立ったらかき混ぜ、微沸騰するまで加熱して寒天が溶けたのを確認してから火を止める。

⑤　④に③と砂糖を加え、粉ゼラチンと砂糖が溶けるまで静かにかき混ぜた後、粗熱をとって室温（約25℃）まで冷まし、水でぬらした型に流し入れて冷蔵庫で冷やし固める。

⑥　別の鍋にcを入れて弱火で煮立たせ、シロップを作って冷ます。

⑦　⑤が固まったら、温湯（30℃前後）にさっと浸け、型から出して器に盛り、⑥をかけて供す。

作り方

①　れんこんは0.3cm厚さの薄切りにし、水に浸けてアクを除く。鍋にれんこんとれんこんがかぶるくらいの水を入れ、中火～弱火でれんこんが軟らかくなるまで約15分加熱後、湯を捨て、再び弱火で加熱して余分な水分を除く。

②　ミキサーに①とaを入れ、均一になるまで撹拌する。

③　bは、ボールに入れて湿らせる。

⑦ドバイス

れんこんに生クリームを加え、ミキサーで均一になるまで撹拌してまろやかに仕上げました。そして、黒砂糖シロップを用いることで彩りよくしています。

香川式四群点数法による栄養価 《1.68点　134kcal/人分》

材料名		使用量 g・ml	塩分 g	1群	2群	3群 野菜類 海藻類	4群 砂糖他
れんこん		40				0.33	
a	普通牛乳	60		0.50			
	クリーム（植物性脂肪）	5		0.25			
粉寒天		0.4				−	
b	粉ゼラチン	1.25			0.05		
	水	7					
上白糖		6					0.29
c	黒砂糖	6					0.26
	水	7					
	小計		0.00	0.75	0.05	0.33	0.55

5 デザート

(2) その他　おからのマーブルケーキ

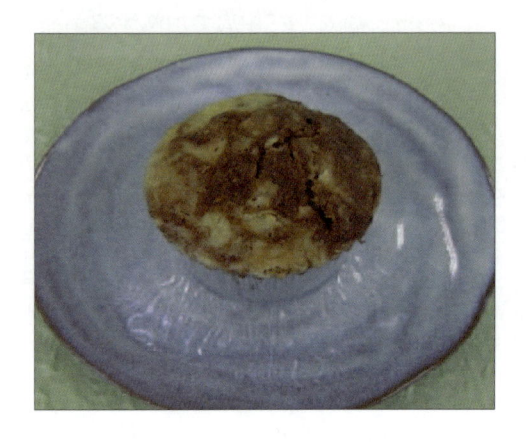

作り方

① a、b、cは、それぞれ別々のボールに合わせておく。
② ボールに卵と砂糖を入れ、電動泡立器で角が立つまで撹拌した後、aを加えて均一になるまでさらに撹拌する。
③ バナナはみじん切りにし、褐変しないうちに②に加える。
④ ②におからも加えて均一になるまで撹拌した後、2等分する。
⑤ ④の1/2量にbを加え、残りの1/2量にcを加え、それぞれをゴムベラでさっくりと切るように混ぜ合わせる。
⑥ ⑤の生地を1つにまとめて軽く混ぜ合わせ、プリン型にアルミカップを敷いたところに流し入れる。
⑦ ⑥を蒸気の上がった蒸し器に入れ、強火で12〜15分蒸して器に盛る。

⑦ドバイス

卵と砂糖をしっかり泡立てることで、しっとりした仕上がりになります。牛乳の代わりに低脂肪・高たんぱくの脱脂粉乳を使用しています。

香川式四群点数法による栄養価 《1.59点　127kcal/人分》

材料名		使用量 g・ml	塩分 g	1群	2群	3群 果実類	4群 穀類	4群 砂糖他
バナナ		15				0.16		
鶏卵		7		0.13				
上白糖		4						0.19
a	脱脂粉乳	3		0.14				
	水	20						
おから		10			0.11			
b	ホットケーキミックス	6	0.06				0.28	
	上新粉	3					0.14	
	ベーキングパウダー	0.1					−	
c	ホットケーキミックス	6	0.06				0.28	
	上新粉	3					0.14	
	ベーキングパウダー	0.1					−	
	ココア	0.7						0.02
		小計	0.12	0.27	0.11	0.16	0.84	0.21

(2) その他　かぼちゃ入りカップケーキ

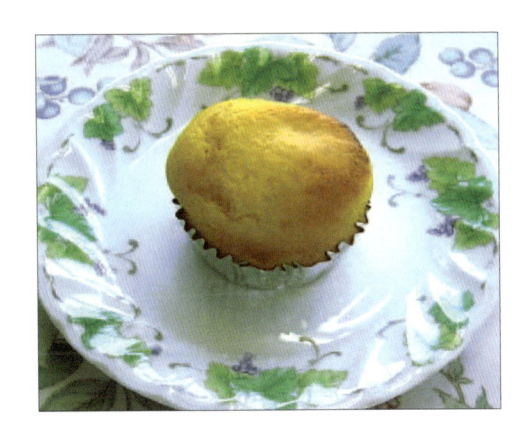

作り方

① オーブンは、180℃に加熱しておく。
② かぼちゃは種とわたと皮を除き、2cm角に切る。鍋にかぼちゃとかぼちゃがかぶるくらいの水を入れ、中火でややつぶれる程度に茹でた後、湯を捨て、再び弱火で加熱して余分な水分を除き、熱いうちに裏ごしてペースト状にする。
③ aは、ボールに合わせておく。
④ 別のボールに卵と砂糖を入れ、電動泡立て器で角が立つまで撹拌した後、②と牛乳を加えて均一になるまでさらに撹拌する。
⑤ ④に③を加え、ゴムベラでさっくりと切るように混ぜ合わせる。
⑥ ⑤をプリン型にアルミカップを敷いたところに流し入れ、天板に並べてオーブンに入れ、約10分焼いて器に盛る。

アドバイス

市販のホットケーキミックスに上新粉を加えることで、のどごしよくしました。お好みに合わせて、ジャムやホイップクリームを添えても良いでしょう。

香川式四群点数法による栄養価 《1.57点　126kcal/人分》

材料名	使用量 g・ml	塩分 g	1群	3群 野菜類	4群 穀類	4群 砂糖他
かぼちゃ	20			0.22		
a ホットケーキミックス	12				0.55	
上新粉	5				0.23	
ベーキングパウダー	0.17				−	
鶏卵	5		0.09			
上白糖	8					0.38
普通牛乳	12		0.10			
小計		0.00	0.19	0.22	0.78	0.38

5 デザート

(2) その他　さといものココアケーキ

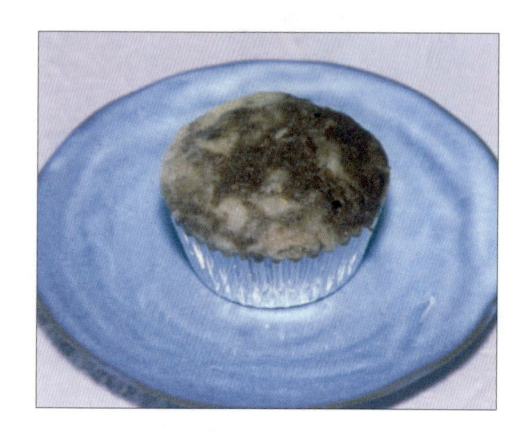

作り方

① オーブンは、180℃に加熱しておく。
② 鍋にさといもとさといもがかぶるくらいの水を入れ、中火でややつぶれる程度に茹でた後、湯を捨て、熱いうちにペースト状にする。
③ 鍋にaを入れ、弱火で煮溶かす。
④ りんごは皮と芯を除き、0.5cmの角切りにして③に加える。
⑤ ③に②を加え、水気がなくなるまで弱火で煮含める。
⑥ bは、ボールに合わせておく。
⑦ ボールに卵と砂糖（6.5g）を入れ、電動泡立器で角が立つまで撹拌した後、牛乳を加えて均一になるまでさらに撹拌する。
⑧ ⑦に⑤を加えて均一になるまで撹拌した後、⑥を加えてゴムベラでさっくりと切るように混ぜ合わせ、プリン型にアルミカップを敷いたところに流し入れる。
⑨ ⑧を天板に並べてオーブンに入れ、約8分焼いて器に盛る。

⑦ドバイス

さといもとりんごを煮含めて生地に混ぜることで、しっとりとした食感になります。

香川式四群点数法による栄養価《1.46点　117kcal/人分》

材料名		使用量 g・ml	塩分 g	1群	3群		4群	
					芋類	果実類	穀類	砂糖他
さといも（冷凍）		15			0.11			
りんご		15				0.10		
a	水	20						
	上白糖	1						0.05
鶏卵		5		0.09				
上白糖		6.5						0.31
普通牛乳		10		0.08				
b	ホットケーキミックス	10	0.11				0.46	
	上新粉	5					0.23	
	ベーキングパウダー	0.15					−	
	ココア（ピュアココア）	0.8						0.03
	小計		0.11	0.17	0.11	0.10	0.69	0.39

5 デザート

(2) その他

バナナケーキ

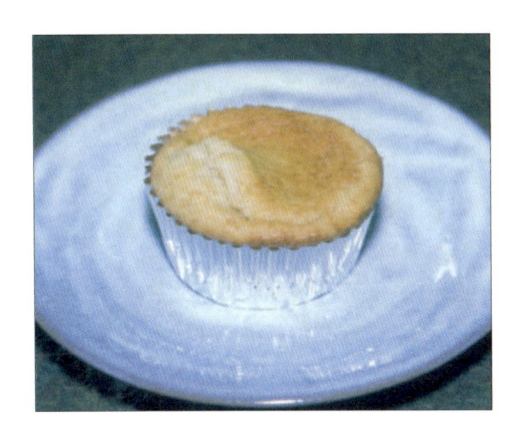

作り方

① オーブンは、170℃に加熱しておく。
② ボールに室温に戻したバターと砂糖を入れ、電動泡立器で白っぽくなるまで撹拌した後、卵を加えて均一になるまでさらに撹拌する。
③ バナナは、厚さ5mmの輪切りにする。ミキサーにバナナと牛乳を入れ、均一になるまで撹拌する。
④ aは、ボールに合わせておく。
⑤ ②に③を加えて軽く混ぜ、次に④を加えてゴムベラでさっくりと切るように混ぜ合わせ、プリン型にアルミカップを敷いたところに流し入れる。
⑥ ⑤を天板に並べてオーブンに入れ、約10分焼いて器に盛る。

⑦ドバイス

高エネルギーのケーキです。バナナと上新粉を使うことで、しっとりとした喉ごしに仕上げました。

香川式四群点数法による栄養価 《2.14点　171kcal/人分》

材料名		使用量 g・ml	塩分 g	1群	3群 果物類	4群 穀類	4群 油脂類	4群 砂糖他
無塩バター		5					0.50	
上白糖		8						0.38
鶏卵		5		0.09				
バナナ		25			0.26			
普通牛乳		15		0.13				
a	ホットケーキミックス	12	0.12			0.55		
	上新粉	5				0.23		
	ベーキングパウダー	0.17						−
	小計		0.12	0.22	0.26	0.78	0.50	0.38

5 デザート

(2) その他

抹茶蒸しケーキ

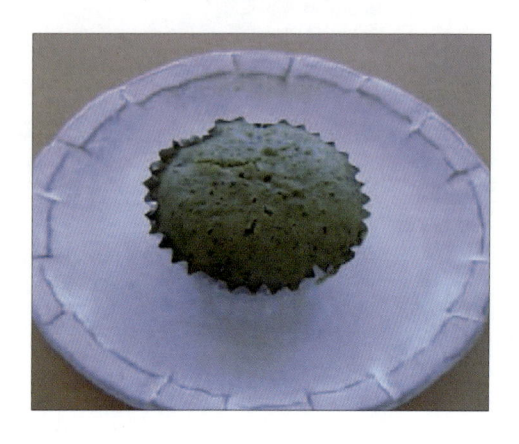

作り方

① aは、ボールに合わせておく。
② 赤いんげん豆は粗いみじん切りにし、陶器に砂糖（2 g）と共に入れて軽く混ぜ、ラップをして電子レンジ600Wで1分加熱する。
③ ①とは別のボールに牛乳と砂糖（6.5g）を入れ、泡立て器で均一になるまで撹拌した後、①と②を加えてゴムベラでさっくりと切るように混ぜ合わせる。
④ ③をプリン型にアルミカップを敷いたところに流し入れ、蒸気の上がった蒸し器に入れて中火で8〜10分蒸して器に盛る。

アドバイス

市販のホットケーキミックスに上新粉を加えることでのど越しをよくしました。赤いんげん豆を混ぜ込むことで、彩りとテクスチャーに変化を持たせました。

香川式四群点数法による栄養価 《1.64点　131kcal/人分》

材料名		使用量 g・ml	塩分 g	1群	2群	4群 穀類	4群 砂糖他
赤いんげん豆（水煮）		12			0.22		
上白糖		2					0.10
a	ホットケーキミックス	12	0.12			0.55	
	上新粉	6				0.27	
	抹茶	0.6					0.02
	ベーキングパウダー	0.17					−
普通牛乳		20		0.17			
上白糖		6.5					0.31
	小計		0.12	0.17	0.22	0.82	0.43

物性値および嚥下レベル一覧

物性値および嚥下レベル一覧

測定条件：測定温度は通常22℃
　　　　　クリープメーターを用い、直径40mm、高さ15mmのシャーレに試料を充填し、
　　　　　直径20mmのプランジャーを用い、圧縮速度10mm/secで2回圧縮

上段：平均　下段：SD

ページ	料理名	かたさ応力 [N/m^2]	凝集性	付着性 [J/m^3]	嚥下※1 レベル	規格※2 基準
4	お麩の玉子丼（ご飯）	10462	0.1913	366	L4	Ⅲ
		5839	0.1089	239		
4	お麩の玉子丼（具）	8350	0.1805	94	L4	Ⅲ
		4654	0.0432	50		
5	かぼちゃご飯	16721	0.1364	350	L4	規格外
		4607	0.0366	286		
6	カラフルおじや	11071	0.1029	552	L4	Ⅲ
		1341	0.0512	189		
7	変わりのり巻き	10932	0.1532	74	L4	Ⅲ
		7227	0.0501	73		
9	きのこご飯	8920	0.1672	274	L4	Ⅲ
		4275	0.1312	93		
10	切り干し大根のそばめし風	8844	0.1461	245	L4	Ⅲ
		4807	0.0419	191		
11	切り干し大根のピラフ	19281	0.1346	479	L4	規格外
		6906	0.0738	497		
12	五穀米ととろとろ卵のあんかけ丼（ご飯・五穀米）	10925	0.1548	664	L4	Ⅲ
		971	0.0088	6		
12	五穀米ととろとろ卵のあんかけ丼（具）	1236	0.3625	173	L3	Ⅲ
		864	0.0393	131		
13	五目雑炊	5209	0.2051	441	L3	Ⅲ
		1864	0.0569	213		
14	里芋の炊き込みご飯	12873	0.1432	742	L4	Ⅲ
		2879	0.0350	283		
15	ながいもソースのドリア	11937	0.0950	267	L4	Ⅲ
		3387	0.1041	220		
17	ひじきご飯	11591	0.0776	427	L4	Ⅲ
		1546	0.0690	267		
18	ひじきのちらし寿司	13386	0.1170	272	L4	Ⅲ
		4227	0.0708	273		
20	福ご飯	18792	0.1598	101	L4	規格外
		8979	0.0303	36		
21	具だくさんビーフン	8391	0.0845	20	L4	Ⅲ
		3292	0.0498	21		

物性値および嚥下レベル一覧

ページ	料理名	かたさ応力 [N/m^2]	凝集性	付着性 [J/m^3]	嚥下※1 レベル	規格※2 基準
23	けんちん風にゅうめん	9177	0.1672	96	L4	Ⅲ
		6916	0.0391	74		
25	ジャージャー麺	10982	0.1392	122	L4	Ⅲ
		2382	0.0882	112		
27	巣ごもりそば	7286	0.1706	288	L4	Ⅲ
		1526	0.0549	86		
29	トロトロ麺	2570	0.2489	209	L3	Ⅲ
		490	0.0221	27		
30	ふんわりお好み焼き	14596	0.1897	689	L4	Ⅲ
		4735	0.0660	233		
31	和風ミートソーススパゲッティ	6306	0.1148	205	L4	Ⅲ
		2119	0.0093	78		
36	切り干し大根のスープ	11092	0.1430	136	L4	Ⅲ
		1313	0.0385	46		
37	くずし豆腐のスープ	4264	0.1996	91	L4	Ⅲ
		2022	0.0509	39		
38	小松菜のポタージュ	978	0.5466	238	L2	Ⅱ
		172	0.0168	25		
39	魚と豆腐のすり流し汁	5754	0.2276	14	L3	Ⅲ
		1354	0.0893	9		
40	里芋のポタージュ	458	0.5025	103	L2	Ⅲ
		144	0.0238	14		
41	じゃがいものポタージュ	437	0.5473	85	L2	Ⅲ
		54	0.0309	6		
42	大豆と野菜のスープ	11760	0.0378	44	L4	Ⅲ
		5022	0.0262	28		
43	ハムのトロトロスープ	6378	0.1645	106	L4	Ⅲ
		2826	0.0421	24		
44	れんこんのポタージュ	619	0.5862	119	L3	Ⅲ
		124	0.0654	6		
45	ワンタンスープ	8615	0.1537	114	L4	Ⅲ
		3237	0.0374	54		
50	お麩オムレツ	12054	0.3136	90	L4	Ⅲ
		6007	0.2871	79		
51	卵コロッケ	11862	0.4171	452	L3	Ⅲ
		4171	0.0036	150		
53	茶碗蒸しのえびあんかけ	3515	0.2094	95	L4	Ⅲ
		2865	0.1076	73		
55	いかのごまたっぷり焼き	31309	0.4466	677	L4	規格外
		5037	0.0465	270		

153

物性値および嚥下レベル一覧

ページ	料理名	かたさ応力 [N/m^2]	凝集性	付着性 [J/m^3]	嚥下※1 レベル	規格※2 基準
56	えびソフトつくね	34368	0.2273	481	L4	規格外
		10253	0.1164	332		
58	かにバーグのきのこあんかけ	7180	0.4308	459	L3	Ⅱ
		1139	0.0466	157		
60	簡単しゅうまい	22288	0.3153	693	L4	規格外
		4808	0.2423	333		
61	魚のおろし煮	27823	0.4870	134	L4	規格外
		3668	0.0077	77		
62	さばの揚げ煮	18308	0.2772	240	L4	規格外
		11820	0.3026	168		
63	さわらの香り揚げ	18792	0.1739	202	L4	規格外
		7206	0.0489	100		
64	さわらの酢豚風	13698	0.1947	622	L4	規格外
		7125	0.0728	316		
66	はんぺんの卵とじ	11508	0.7038	65	L3	Ⅱ
		2961	0.0460	45		
67	蒸し魚のみじん切り野菜ソースかけ	12898	0.1161	317	L4	Ⅲ
		3638	0.0703	172		
68	鶏つくねのみそだれかけ	26835	0.2130	745	L4	規格外
		4697	0.0447	167		
69	鶏のソフトだんご	36345	0.3749	804	L4	規格外
		1150	0.0157	86		
70	花しゅうまい	19753	0.1474	111	L4	規格外
		7485	0.1023	95		
72	豚肉とひじきの炒め煮	27490	0.1269	13	L4	規格外
		9033	0.0161	5		
73	ミートローフ風	25735	0.1928	872	L4	規格外
		3963	0.1334	494		
75	やわらか煮込みハンバーグ	28125	0.5227	394	L4	規格外
		2814	0.0319	148		
77	やわらか水餃子	15982	0.1511	187	L4	Ⅲ
		1467	0.1349	66		
78	和風ハンバーグ	33299	0.1850	311	L4	規格外
		2788	0.0328	242		
80	かぼちゃがんも	12283	0.1610	514	L4	Ⅲ
		1782	0.0292	74		
82	高野豆腐のそぼろ煮	2393	0.6802	423	L3	Ⅱ
		65	0.0711	123		
83	白和え	9261	0.5039	692	L3	Ⅱ
		2922	0.0846	24		

物性値および嚥下レベル一覧

ページ	料理名	かたさ応力 [N/m^2]	凝集性	付着性 [J/m^3]	嚥下※1 レベル	規格※2 基準
84	豆乳グラタン	6670	0.1367	181	L4	Ⅲ
		1317	0.0460	84		
85	豆腐のお焼き	12476	0.3747	737	L3	Ⅲ
		5883	0.2109	156		
85	豆腐のお焼き 付け合せ：長芋	2476	0.5720	698	L3	Ⅱ
		177	0.0651	37		
87	豆腐の重ね蒸し	18365	0.4440	497	L4	規格外
		3853	0.0255	179		
88	吹き寄せまんじゅう	15889	0.1948	359	L4	Ⅲ
		1881	0.0249	221		
90	和風豆腐グラタン	10301	0.0016	35	L4	Ⅲ
		921	0.0020	11		
94	おからポテトサラダ	5967	0.0933	151	L4	Ⅲ
		1286	0.0517	91		
96	オクラとながいものり和え	3356	0.3562	253	L4	Ⅲ
		1544	0.2032	53		
97	お麩の酢味噌和え	5692	0.4092	157	L4	Ⅲ
		2168	0.2126	61		
98	かぼちゃの黄身酢和え	13277	0.1555	401	L4	Ⅲ
		5923	0.0823	124		
99	キャベツの黄身酢和え	9791	0.0671	215	L4	Ⅲ
		3907	0.0737	147		
100	キャベツのごま酢和え	36553	0.3158	289	L4	規格外
		1740	0.0636	113		
101	切り干し大根のごま酢和え	25753	0.0697	63	L4	規格外
		6273	0.0598	19		
102	小松菜のふわふわ和え	14792	0.2530	156	L4	規格外
		6024	0.2675	73		
103	さっぱりかぼちゃ	18623	0.1471	325	L4	規格外
		10721	0.2517	257		
104	とうがんの酢味噌和え	13821	0.1030	227	L4	規格外
		9697	0.0849	185		
105	白菜なます〜冬バージョン〜	21223	0.2929	180	L4	規格外
		11110	0.1932	199		
106	ひじきとたたきれんこんの 梅和え	26263	0.0493	98	L4	規格外
		8030	0.0551	75		
107	浸しなす	11171	0.2008	151	L4	Ⅲ
		5482	0.1495	75		
108	ほうれんそうとたたきながいも の酢の物	5889	0.1347	329	L4	Ⅲ
		791	0.0319	42		

155

物性値および嚥下レベル一覧

ページ	料理名	かたさ応力 [N/m^2]	凝集性	付着性 [J/m^3]	嚥下※1 レベル	規格※2 基準
109	みぞれ和え	12674	0.2696	284	L4	Ⅲ
		7278	0.1799	67		
110	さといも団子のあんかけ	17866	0.1940	922	L4	Ⅲ
		1507	0.0585	203		
112	大根と平天のやわらか煮（大根）	20897	0.0386	277	L4	規格外
		12041	0.0416	123		
112	大根と平天のやわらか煮（平天）	11451	0.1826	64	L4	Ⅲ
		4821	0.0297	25		
113	ながいものあっさり煮	13652	0.1962	510	L4	規格外
		8553	0.0567	298		
114	白菜とかにかまのトロミ煮	6680	0.2574	555	L3	Ⅱ
		2655	0.0859	221		
115	炒めなます	20579	0.2540	195	L4	規格外
		8413	0.2456	137		
116	大根マーボー	13261	0.1837	496	L4	規格外
		12500	0.1637	257		
117	なすの炒め煮	11477	0.3139	274	L3	Ⅲ
		2044	0.0467	151		
118	人参とたけのこのさっぱり炒め	9071	0.0391	39	L4	Ⅲ
		4428	0.0420	6		
119	ピーマンとくずきりの炒め煮	11669	0.1420	20	L4	Ⅲ
		4245	0.0932	11		
120	おから団子	11414	0.4328	832	L4	Ⅲ
		1829	0.0841	248		
121	かぼちゃの茶碗蒸し	4016	0.2590	413	L3	Ⅱ
		1125	0.0635	234		
122	里芋シューマイ	8043	0.4542	543	L3	Ⅱ
		662	0.0327	92		
123	揚げなすのみどり和え	10187	0.5751	91	L3	Ⅱ
		148	0.0463	15		
124	さといもコロッケ	17647	0.3557	778	L4	Ⅲ
		1234	0.0487	180		
125	ひじきとえびのコロッケ	10051	0.4923	628	L3	Ⅱ
		541	0.0341	117		
127	れんこん団子	28835	0.0827	732	L4	規格外
		2596	0.0965	238		
128	れんこんのつくね揚げ	20887	0.3356	430	L4	規格外
		9917	0.1593	236		
129	れんこんまんじゅう	14734	0.4520	604	L4	Ⅲ
		3394	0.0584	278		

物性値および嚥下レベル一覧

ページ	料理名	かたさ応力 [N/m^2]	凝集性	付着性 [J/m^3]	嚥下※1 レベル	規格※2 基準
130	かぼちゃのお焼き	21170	0.0768	324	L4	規格外
		4238	0.0374	155		
131	焼きなす	9833	0.4538	202	L3	Ⅱ
		2249	0.0701	44		
136	赤いんげん豆のゼリー	2789	0.2992	387	L3	Ⅱ
		172	0.0219	47		
137	オレンジミルクゼリー	18839	0.2223	366	L4	規格外
		10078	0.0597	188		
138	かぼちゃババロア	5827	0.3136	936	L3	Ⅱ
		1479	0.0410	64		
139	かぼちゃプリン	5941	0.2711	511	L3	Ⅱ
		1071	0.0649	133		
140	さといもプリン	12663	0.2294	925	L4	Ⅲ
		422	0.0195	175		
141	豆乳抹茶寒天ゼリー	22517	0.1530	372	L4	規格外
		4129	0.0107	50		
142	抹茶くず団子	3502	0.3098	34	L2	Ⅱ
		2055	0.0187	21		
143	抹茶ミルクプリン	1363	0.3561	229	L3	Ⅱ
		429	0.0488	101		
144	水ようかん	21128	0.2938	679	L4	規格外
		1749	0.0694	229		
145	もっちりホワイトプリン	11591	0.1828	584	L4	Ⅲ
		2453	0.1743	350		
146	おからのマーブルケーキ	6971	0.0939	41	L4	Ⅲ
		1172	0.1623	22		
147	かぼちゃ入りカップケーキ	4042	0.2310	2	L3	Ⅱ
		1596	0.0451	4		
148	さといものココアケーキ	6514	0.1393	35	L4	Ⅲ
		2594	0.1204	16		
149	バナナケーキ	3481	0.2071	12	L3	Ⅲ
		905	0.0115	9		
150	抹茶蒸しケーキ	8886	0.2037	86	L4	Ⅲ
		2248	0.0472	88		

※1 柏下淳編著『嚥下食ピラミッドによるレベル別市販食品250』医歯薬出版(株)，東京，p.8-15，2008．
※2 厚生労働省医薬食品局食品安全部長『特別用途食品の表示許可などについて，第6えん下困難者用食品たる表示の許可基準』食安発第0212001号，平成21年2月12日，p.9-11，2009．

● 参考図書 ●

1) 三宅妙子，松本義信『調理実習書―管理栄養士養成課程用，基礎・応用編―』第3版，(株)大学教育出版，岡山，2000.
2) 三宅妙子『からだに優しい味わいレシピ』初版，(株)大学教育出版，2006.
3) 三宅妙子編著『介護食料理集』2006.
4) 三宅妙子編著『介護食料理集』2007.
5) 三宅妙子編著『介護食料理集』2008.
6) 筑井公子『介護食―安心・簡単・おいしい―レシピ』近代出版，東京，p.37，2000.
7) 藤岡真澄『主婦の友百科シリーズ／主婦の友 365日きょうのおかず大百科』第1版，主婦の友社，東京，p.117, p.154, p.248, p.249, p.292, p.297, p.300, 2004.
8) 山田晴子，赤堀博美『かみやすい，飲み込みやすい介護食　家族いっしょのユニバーサルレシピ』初版，女子栄養大学出版部，p.21, p.120, 2005.
9) 在宅栄養アドバイザー「E-net」『5分でできる介護食―目からウロコのアイデアメニュー―』(株)中央法規出版，東京，p.40, p.59, 2004.
10) 寺島治『おいしくできる介護料理教本―介護食がぐんと魅力アップする―』(株)旭屋出版，東京，p.28, p.33, 2004.
11) 竹内冨美子『体がよろこぶカルシウムのおかず300品』第1版，女子栄養大学出版部，東京，p.63, p.124, p.144, p.154, 2003.
12) 田中弥生，宗像伸子『臨床栄養別冊　おいしい，やさしい介護食』第1版，(株)医歯薬出版，東京，p.109, 2004.
13) 広瀬喜久子『高齢者に喜ばれる楽しい食事―福祉調理のメニューと調理―』第1版，(株)日本医療企画，東京，p.56, 2002.
14) 谷山尚義『Encyclopedia of Cooking SHUEISHA クッキング基本大百科』第1刷，(株)集英社，東京，p.28, p.225, 2001.
15) 金子豊『カラダにやさしい豆腐の10分100円おかず』(株)インデックス・マガジンズ，東京，p.28, p.225, 2004.
16) 田中弥生『介護食メニュー集』(株)ニチブン，東京，p.131, 1998.
17) 金子豊『365日，おいしいやりくり応援します！おかず大事典1010レシピ』(株)インデックス・マガジンズ，東京，p.146, 2004.
18) 伊藤栄里子『栗，かぼちゃ，おいものお菓子』第1版，文化出版社，東京，p.75, 2003.
19) 桃原用昇『新・中華の基本』第1刷，角川グループ(株)SSコミュニケーションズ，東京，p.99, 2004.
20) 家の光協会『野菜たっぷりおいしい料理』(社)家の光協会，東京，p.30, p.54, 1998.
21) 吉原秀則『コモブックス　パパッと作れる野菜のおかず』(株)主婦の友社，東京，p.26, p.41, 1997.
22) 藤田千秋『ごちそうスープ』第1版，(社)家の光協会，東京，p.20, p.22, 2006.
23) 有元葉子『野菜が主役のヘルシーおかず』(株)講談社，東京，p.9, 1993.
24) 尾上恭之『New Welldish ウェルディッシュ』(株)ダイレック，東京，p.90, 1997.
25) 小林カツ代『NHKきょうの料理シリーズ　小林カツ代の最強！おかず百科』日本放送出版協会，東京，p.122, 2007.
26) 持田克己『MINIおかず集＝今日から役立つおいしい献立バイブル』第1刷，(株)講談社，東京，p.235,

p.338, p.340, 1999.
27) 手づくりお菓子の会『お菓子づくり百科　ヘルシースウィーツや和菓子も充実の520品』第1版, (社)家の光協会, 東京, p.198, p.286, 2006.
28) 冨田伸二『四季の野菜レシピブックゆうエージェンシー編』初版, ゆうエージェンシー, 東京, p.61, 2007.
29) 柏下淳編著『嚥下食ピラミッドによるレベル別市販食品250』医歯薬出版(株), 東京, p.8-15, 2008.
30) 厚生労働省医薬食品局食品安全部長『特別用途食品の表示許可などについて第6えん下困難者用食品たる表示の許可基準』食安発第0212001号, 平成21年2月12日, p.9-11, 2009.

■編著者略歴

三宅　妙子（みやけ　たえこ）
　　管理栄養士、博士（栄養学）
1981年　女子栄養大学大学院栄養学研究科（病態栄養学）修士課程終了
現在　　川崎医療福祉大学医療技術学部臨床栄養学科准教授
　　　　川崎医療短期大学介護福祉科教授　併任

■編集協力者

・川崎医療短期大学栄養科　卒業生
　石井　恭子
・川崎医療福祉大学医療技術学部臨床栄養学科　卒業生
　安達　薫里
　秦　陽一郎、藤原　恵美、名賀　明美、山下　智美
　井上　智恵、中司　泰江、安井　礼子、矢吹　直子
　北野公美子、河本　愛、中嶋　友絵、山本　綾美
　大谷　幸奈、小谷　倫子、山下　芳枝
　大西　由記、小峠　知恵、千神　智美、一ツ松愛弓
　上村　絵梨、岡田　祐美、北浦　佳苗、滝川真智子
　石橋　朗、北野　佑樹、高本　純平
　魚谷　有里、金川沙奈枝、重森美有紀、藤澤　恵美
　竹中　由美、藤原千恵子

・川崎医療短期大学介護福祉科　講師
　河邉　聡子

新版 からだに優しい味わいレシピ

2006年3月15日　初版第1刷発行
2010年9月20日　新版第1刷発行

■編著者────三宅　妙子
■発行者────佐藤　守
■発行所────株式会社 大学教育出版
　　　　　　　〒700-0953　岡山市南区西市855-4
　　　　　　　電話（086）244-1268　FAX（086）246-0294
■印刷製本────サンコー印刷（株）
■装　丁────ティー・ボーンデザイン事務所

Ⓒ Taeko Miyake 2010, Printed in Japan
検印省略　　落丁・乱丁本はお取り替えいたします。
無断で本書の一部または全部を複写・複製することは禁じられています。

ISBN978-4-86429-023-4